子念伽
亲正瑜

100+项超有趣的
亲子正念瑜伽游戏

[美] 凯瑟琳·普里奥雷·甘纳姆
（Katherine Priore Ghannam）著

戴治国 译　陈思 审校

Yoga for Kids
and Their Grown-Ups

100+ Fun Yoga and Mindfulness
Activities to Practice Together

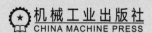

机械工业出版社
CHINA MACHINE PRESS

瑜伽是以动作为核心的运动，是安静、平和的活动。亲子瑜伽作为一种独特的亲子相处方式，可以让全家人都参与其中，不仅能够对孩子的身体成长大有裨益，还可以帮助他们建立对自己身心的认知。通过共同练习瑜伽和正念，还能使亲子之间的共处变得更有趣且有意义。

本书从介绍瑜伽与正念的基础开始，详细讲解了各式瑜伽动作、游戏、冥想等放松活动，以及各种与3~12岁儿童一同探索瑜伽运动的方法，能帮助你把所学到的一切内容组合成一套令人满意的瑜伽课程，一定会吸引到小朋友们，使你的家庭关系更亲密。不论父母自身的瑜伽水平如何，本书都能帮助父母和孩子轻松掌握瑜伽的练习方法和技巧。

更重要的是，深吸一口气，沉浸其中，你将发现瑜伽是可以让全家人在玩耍中建立连接的途径。让我们现在就开始吧！

北京市版权局著作权合同登记　图字：01-2022-2385号。

图书在版编目（CIP）数据

亲子正念瑜伽 / （美）凯瑟琳·普里奥雷·甘纳姆（Katherine Priore Ghannam）著；戴治国译. —北京：机械工业出版社，2024.2

书名原文：Yoga for Kids and Their Grown-Ups: 100+ Fun Yoga and Mindfulness Activities to Practice Together

ISBN 978-7-111-75158-8

Ⅰ.①亲⋯　Ⅱ.①凯⋯　②戴⋯　Ⅲ.①瑜伽－少儿读物　Ⅳ.①R161.1-49

中国国家版本馆CIP数据核字（2024）第039436号

机械工业出版社（北京市百万庄大街22号　邮政编码100037）
策划编辑：仇俊霞　　　　　　责任编辑：仇俊霞
责任校对：龚思文　刘雅娜　　责任印制：单爱军
保定市中画美凯印刷有限公司印刷
2024年6月第1版第1次印刷
190mm × 233mm · 13.6印张 · 268千字
标准书号：ISBN 978-7-111-75158-8
定价：79.80元

电话服务　　　　　　　　　网络服务
客服电话：010-88361066　　机　工　官　网：www.cmpbook.com
　　　　　010-88379833　　机　工　官　博：weibo.com/cmp1952
　　　　　010-68326294　　金　　书　　网：www.golden-book.com
封底无防伪标均为盗版　机工教育服务网：www.cmpedu.com

致奥利佛和扎赫拉——你们是我的光，

我的快乐之源。

致利雅得——感谢你为我们共同的育儿之路

带来了欢乐，并给予我无限的支持。

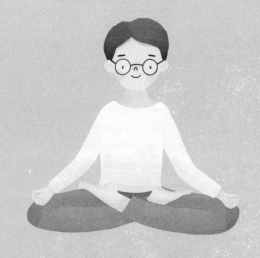

译 者 序

承蒙机械工业出版社的厚爱，邀我担任《亲子正念瑜伽》一书的译者，欣然从命。

在此完稿之际，我要特别感谢能够使这本书顺利呈现到大家面前的两位老师：机械工业出版社生活分社的社长王淑花女士和艾扬格瑜伽学院（中国）的院长陈思先生。

王淑花社长一直非常关注国内青少年的成长问题，多次邀请业内专家创作相关书籍，在她的积极推进下，我很荣幸参与出版一本真正专注于大众身心健康的作品。陈思院长作为《瑜伽》杂志中文版发行人、艾扬格瑜伽学院（中国）的院长，出于对国内公众心理健康问题的关切和责任感，承担了本书稿的审校工作。请允许我在这里再次感谢两位老师为这本书的出版所付出的努力。

我很高兴能与广大读者朋友们分享对于这本书的个人体验。

通过十余年来的研究和实践，我越来越深刻地认识到，正念和瑜伽对于儿童的身心发展和健康成长有着不可或缺的意义。瑜伽作为一种将身体、呼吸和觉知联结起来的实践，恰好能够以一种非常直接而温和的方式，帮助我们启动和强化正念能力，促进亲子互动质量的提升。这也是我接受这部作品并倾力翻译的原因。

我认为这本书的最大优势在于它的科学性和实用性。作者甘纳姆在发展心理学、教育学、运动学等多学科领域都具备深厚的学术素养和丰富的实践经历。她对于不同年龄阶段儿童身心发展特点的论述，都有着坚实的研究基础作为支撑。同时，作为一名母亲和教育者，她创建的非营利组织Headstand 已经帮助上万名中学生开展了极具针对性的瑜伽正念项目训练，并吸引了全球教育工作者参与其中。这些经验使得本书的内容不仅科学严谨，也更具备了可操作性。

事实上，书中所介绍的上百个体式、游戏、冥想练习，完全能够满足 3 ~ 12 岁年龄段孩子的需求，并针对有注意缺陷多动障碍、自闭症等问题的特殊儿童群体提供了指导。不管你的孩子是好动的"小闹腾"，还是安静的"小书虫"；无论你是瑜伽新手，还是资深修习者——这里总有适合你们的亲子互动形式。练习时长从三五分钟到近一小时不等；练习地点从客厅到公园、从沙滩到车内。本书为家长们提供了非常灵活、开放的选择，鼓励大家根据实际情况因地制宜、因材施教。

作者甘纳姆深知家长们日常所面临的时间压力和精力挑战，并不强求大家在亲子瑜伽练习上投入过多精力。相反，全书始终贯穿着一种温和、轻松甚至是幽默俏皮的基调。她不断提醒大家要心存善意、耐心宽容地对待孩子和自己，慢慢来，享受当下，在玩耍中学习和成长。

本书对于如何开展亲子瑜伽练习有着非常系统、详尽的讲解。第一章至第二章的内容，从瑜伽

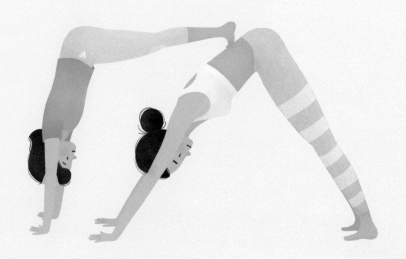

的益处谈起，介绍其对于儿童身心发展所能起到的积极作用，以及父母在引导孩子、创造环境、树立榜样等方面需要做的关键操作。第三章至第十一章则分门别类地展示了体式、呼吸法和放松法，配有 500 余幅彩色图片和简明动作说明，手把手传授每一个练习要领。最后两章聚焦于如何将学到的体式创造性地组合成有机的"瑜伽流"，并辅以冥想练习，以最终形成一套完整的亲子瑜伽序列。

我个人非常推崇书中倡导的学习瑜伽的态度和方法——用开放和好奇的心态去探索，循序渐进地培养习惯，在家人的共同参与中获得支持和鼓励，在反复练习中提升能力。作为一名正念冥想的研究者和践行者，我尤其认同作者在亲子瑜伽中对于正念的重视。当我们有意识地将注意力带向此时此地，带着善意和接纳，觉察身心的感受，并用呼吸将动作串起，瑜伽练习就从体操游戏变成了一种有转化力量的内在体验。长此以往，不仅孩子的专注力、自控力、自我意识会得到提高，亲子关系和家庭氛围也会因彼此心境的改变而产生积极的变化。

我由衷地希望这本书能够启发并助力读者。希望每个家庭都能在亲子瑜伽的修习中，收获成长和感动。愿我们都能用正念和爱，去滋养孩子，滋养彼此，滋养生命。让瑜伽的智慧成为我们通往身心自由、平和喜悦的阶梯。

愿正念与你同行！

Happy yoga，namaste！

戴治国

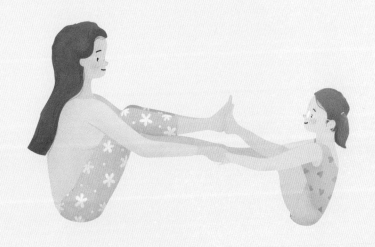

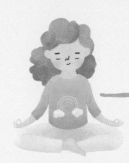

目　录

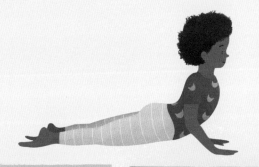

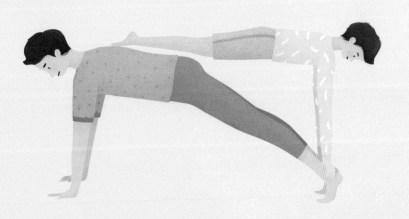

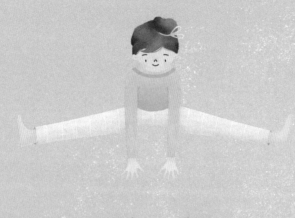

引 言

试想一下，在学校繁忙的一天中，33 名 9 岁儿童安静而和谐地静坐着（只是偶尔动动这儿，扭扭那儿），一起做着深呼吸。结束之后，当他们被问到感受如何的时候，一个孩子使劲举手并自豪地宣布："我感觉自己像个刚出生的宝宝！"其他同学也纷纷点头，拍手表示同意。瑜伽——一个将动作、呼吸与觉知联动的练习——蕴含着令人焕然一新的无限可能。对于正在成长的孩子来说，这是个强大而又赋能的体验。

在我围绕孩子的工作中——不论是作为教育者，还是作为两个可爱、天马行空而又"野性十足"的幼儿的母亲——瑜伽与正念都为我提供了力量与安定感。这些练习不仅能够缓解压力、激发慈悲心，还能帮助儿童和大人放慢脚步，体会自己的感受，发掘自身特有的价值。当我们知道是什么让我们心动时，我们已然从中受益。

这份对于瑜伽能带给儿童力量的信念促使我成立了 Headstand，一个致力于将瑜伽和正念融入学校教育的非营利组织。自 2008 年成立以来，Headstand 已经在旧金山湾区、纽约和休斯敦地区服务了超过 12000 名学生。Headstand 的课程内容融合了瑜伽、正念练习和体育活动，培养学生们处理情感和管理压力的能力，提升他们对自我的感知力以及对他人的同理心，也帮助他们获得更优异的学业成绩。Headstand 为中学教师和管理者开发的线上培训课程也吸引了全球的教育工作者。

类似的儿童瑜伽和正念课程在全美及世界各地蓬勃发展。美国国立卫生研究院（NIH）2016 年的一项研究发现，仅在美国，就有超过 940 所学校已经将瑜伽正式纳入课程范围。数以千计的班级教师接受过正念和瑜伽教学的培训。无数的瑜伽课程，甚至是整个瑜伽馆，都专门针对儿童的需求，提供游戏、音乐和充满乐趣的活动。体育老师和教练也经常采用瑜伽和正念的方法来提升孩子们的专注力和韧性。

瑜伽鼓励孩子去发掘自身的无限可能，借此帮助他们充满爱心地应对自己遇到的挑战。瑜伽引导孩子去发掘人人皆有的、可以做出正向改变的潜力。

在这个信息泛滥的世界里，找到可以暂时"下线"、继而去亲近所爱之人的方法变得至关重要。作为家长和照顾者，我们应该为孩子提供一种健康的工具，让他们能够不被日常生活的琐碎所分心，善于聆听自己的想法与感受。瑜伽对儿童（包括成年人）的身体和情感都有很大益处。这些益处包括：

- 整体性的身心连接

- 自我接纳

- 增强自信心

- 缓解压力

- 提升专注力

- 增强对他人的关怀和同理心

- 减轻负面情绪

- 减少焦虑（尤其是面对考试的焦虑）

- 更多的平和与放松感

瑜伽是以动作为核心的游戏，是安静、平和的活动，可以让全家人都参与其中。通过瑜伽这种简单方便、性价比高的活动，孩子们可以建立对自己身心的认知。瑜伽以其基础的训练方式让我们暂停下来，做一个深呼吸，这对父母、照顾者和儿童来说，都具有宝贵的价值。

共同练习瑜伽和正念，使亲子之间的共处变得更有趣且有意义。不论是在家里、在公园里，还是在飞机旅途中，你可以扮作一只狮子四处游荡，或是全家人一起尝试一个"全家福动作"。这本书里的瑜伽活动一定会吸引到小朋友们，使你的家庭关系更亲密。

这本书从介绍瑜伽与正念的基础开始，深入探讨这些练习的益处，以及将它们转变为日常习惯的方法。我们会详细讲解各式瑜伽动作、游戏、冥想以及放松活动，带你了解各种与3~12岁儿童一同探索瑜伽运动的方法。书中的范例也会帮助你把所学到的一切组合成一套令人满意的瑜伽课程。

以对你最有用的方式来研习这本书。你可以把它当工具书使用，学习里面的各式瑜伽动作和活动——如果是这样，你可能需要边读边操练。你也可以把这本书当作一个按时间顺序练习瑜伽的概述，从头读到尾。在你与自己的孩子或是你生活中遇到的孩子一同练习瑜伽和正念时，将本书放在手边参考。

最重要的是，深吸一口气，沉浸其中，你将发现瑜伽是可以让全家人在玩耍中建立连接的途径。让我们现在就开始吧！

CHAPTER

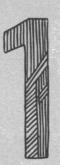

第一章

通过瑜伽增强
孩子的能力

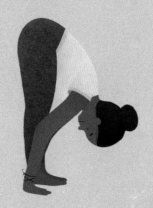

在开始学习瑜伽技术动作之前，让我们先来看看瑜伽是如何给孩子带来独特益处的。瑜伽能培养孩子的同理心和自我认知，在他们面对挑战时舒缓他们紧张的神经。通过练习瑜伽，各个年龄段的人都可以感到更加的平静与自信。当孩子在做瑜伽的过程中体验到这些益处后，他们将不再过分依赖大人的帮助，而是能从自身出发去解决问题。这种自我安抚的能力将伴随孩子一生。总而言之，瑜伽有助于培养一个善良、自信、充满能量的孩子。

瑜伽入门

瑜伽是一门古老的艺术。通过不同的体式，瑜伽将肢体动作与呼吸和觉知相结合。最初，瑜伽是一种鼓励身体在冥想期间能够坐更长时间的方法。长时间保持同一个姿势可以使人专注、平静，这样说来的话，瑜伽本身即是冥想的另一种形式。现代瑜伽将多种体式以固定的顺序串联，成为提升身心素养的瑜伽序列。一个完整的瑜伽课程应当注重瑜伽序列、呼吸技巧、放松技巧以及冥想。如今的瑜伽班也是遍地开花——你可以找到为各种目的设立的课程：解决腰痛的、缓解焦虑的，甚至是为了让你发笑的！你没看错，是真的曾经有一门"大笑瑜伽"的课程。有的课程会让你运动起来，有的课程专门注重放松修复。一位专业的瑜伽教练的终极目标应该是帮助学生培养强健的体魄和强大的内心，同时也要精通各种瑜伽体式和冥想技巧。

亲子瑜伽法则

与孩子一同练习瑜伽时，遵守以下基本原则可以让整个过程充满益处、趣味和成就感。

调动你的幽默细胞

当我们教授孩子新技能或让他们体验新鲜事物时，加入一点幽默感会很有帮助。比如：当你失去平衡即将摔倒时，不妨一笑而过；或者当你尝试猫式或下犬式时，你看起来可能傻乎乎的，但这也没有关系，因为瑜伽本身就有它轻松愉快的一面。不论是在日常生活中，还是维持家庭关系时，保持愉悦的心情都是很重要的，而我们正可以通过瑜伽来为孩子示范这种愉悦感。尽管练习瑜伽益处多多，但真正练习时并不需要十分严肃。哪怕你无法做到一些特定的体式（比如倒立或者手臂平衡体式），都没有关系——每个人在运用身体去尝试那些瑜伽体式时，或者去觉察呼吸时都多多少少会察觉到一丝愉悦感。

培养同情心和信任

一个富有同情心的态度是学习任何内容的基础。足够的宽容和耐心会让你的孩子充满能量，让他在尝试新鲜事物时有安全感，同时他也会模仿你的积极态度。瑜伽鼓励孩子在不受评判的安全环境中尝试不同的体式，实践自己的想法。家长则通过提供这样的环境而展现自己对孩子的爱、支持和宽容。瑜伽展现出我们对自己身体、心理和心灵健康的重视。

鼓励好奇心

让孩子在任何时候都保有好奇心是很重要的。好奇的天性不仅对练习瑜伽有帮助，更会对孩子今后的人生产生深远影响。面对挑战时，开放和好奇的态度（而不是恐惧）会促使我们迎难而上，并乐于从中吸取经验。当你的孩子努力挣扎着做某个瑜伽动作时，与其直接告诉他说"现在深呼吸"，不如发问："现在如果深呼吸，会有什么样的效果？"再比如，如果你在练习某个动作时总站不稳，你可以对你的孩子说："哇，这真有趣！我发现做'树式'的时候如果把脚抬得太高，就很容易摔倒。我准备试试另一种双脚着地的做法，看看会怎么样。"这样的语言和行为会激发孩子的好奇心，让他们在感到安全的环境中探寻最适合自己的方法。

保持成长的心态

来自斯坦福大学的心理学家和教育家卡罗·德威克（Carol Dweck）是教育界的杰出研究者。她的研究表明，比起孩子与生俱来的天赋和能力，更重要的是他们相信自己可以在任何领域（比如学习、运动、建立友情等）都能有所成就。德威克也认可坚持练习与努力的长期益处："（尤其是）当诸事不顺时，仍旧能保持初衷坚持下去，是一个人拥有成长心态的标志。这种心态可以帮助你渡过难关，哪怕是生命中的至暗时刻。"而瑜伽正是培养这种心态的最佳途径，因为练瑜伽不是为了去达成什么终极目标——练习本身就是全部。

促进真诚的沟通

当我们把瑜伽融入日常生活时，每位参与的家庭成员都有了一个释放压力的途径；他们的自我觉察能力会提高，同理心也会提升。当我们感到自信、有爱、平静，我们彼此之间的沟通也会更加松弛，整个家庭的互动模式也会随之改善。在这种安全感的滋养下，我们自然会更清楚地、更用心地表达自己的需求。

瑜伽与正念

正念是一种能力，它让我们能够暂停下来，去察觉自己当下的想法。根据正念专家乔恩·卡巴金（Jon Kabat-Zinn）博士的说法："正念是去有觉知地觉察自己此刻的想法，并且不对其做任何评判……正念是去明白自己在想些什么。"

你可以在任何时间、任何地点练习正念，因为它的本质其实就是对自己想法和感受的觉察。就好比说，我现在在超市里排队结账，如果我没有正念（因为说真的，这世界上应该没有人 100% 的时间都保持正念吧），我可能会烦躁地刷刷手机，甚至因为自己的烦躁而怪罪那个收银员。但如果我决意去理解自己为什么烦躁，我可能会这样告诉自己："我感到心跳加速，焦躁不安。我今天还有很多事情要做，而现在站在这里排队让我感到很紧张。这样一来，等会儿去接孩子放学肯定要晚了。"简单地觉察到这些感受会淡化情绪，让我们可以选择用另一种方式做出反应。

当我们开始注意到这些感受时，我们便送给自己一份叫作觉察的礼物。在上述的例子中，我可以继续烦躁不安地排队，或者深呼吸几次，利用这个机会锻炼自己的耐心和同理心。这就让我可以对那位收银员保持应有的礼貌，而不是因烦躁就对他很不客气。

正念和瑜伽本质相通。练习瑜伽时，我们需要充分觉察到身心的每一处。单单是去伸展四肢尝试各种奇怪动作而不觉察呼吸和想法，不能被称之为一次完整的瑜伽练习。瑜伽的本质是将注意力集中到呼吸上，体会当下的身心状态。

孩子也可以参与到正念的练习中来。理解自己的感受和想法，对于孩子来讲，这是一个赋能的体验。正念同样可以培养孩子的觉察力和同理心。而鼓励孩子练习正念的第一步，便是家长起好带头作用，将正念练习融入日常生活的每一天当中。

本书的设计理念，就是通过瑜伽和冥想训练正念，不管是你、你的孩子，还是在你们的互动中，都可以运用。在练瑜伽的过程中，你可以用如下的方法去引导正念：

陈述自己的感受和想法：

"哦，天呐，看到你帮弟弟做那个动作，我真的好开心！帮助他，会让你自己产生什么感觉吗？"

陈述你的所见所闻：

"马凯拉，你看起来很专注。我看到你做深呼吸、注意力非常集中地在做这个树式。"

鼓励同理心和发问：

"喔，你看起来好像很努力噢！要不要考虑放慢一点节奏，尽量把动作做到位？这个体式还有一种做法，我也蛮喜欢的。"（与此同时示范一个简单版本的动作）

随着对于本书阅读的不断深入，你将有机会更系统地将正念运用到每一个瑜伽体式中。不论是下犬式时摇着你隐形的"尾巴"，或是在莲花式时静坐，只要能够利用各种机会训练正念，就会让亲子练习也变得更加欢乐。

瑜伽对孩子的益处

瑜伽结合了思想可视化、正念、呼吸练习和运动，通过种种途径帮助孩子在内心和思想中找到平衡，缓解压力。现在我们都知道，情绪健康是学业成功的基础，而瑜伽作为一个培养自爱、建立自我认知的方法，可以令孩子更茁壮地成长。练习瑜伽对所有年龄段的孩子都非常有益。

建立自信

瑜伽特别能够培养孩子的自信心，不论他们几岁、身材如何、能力高下。不管你的孩子是生来擅长体育，只是单纯地想要变得更灵活；又或者他是个小书虫，对体育运动不怎么感兴趣，瑜伽都能为他们挑战自我提供一个安全可靠的环境。

当孩子们尝试新的瑜伽动作或长久地静坐时，鼓励他们通过呼吸克服任何恐惧或忧虑——这项技能在很多日常生活的情景中也都会非常有用。克服瑜伽垫上的恐惧并给予孩子勇气和自信，好让他们去面对未来生活中的挑战。当孩子们攻克了自己心中的障碍之后，他们的自信自然会有所提升。

缓解焦虑

瑜伽和正念可以影响到我们与焦虑相关的生理机制。哈佛医学院的研究结果表明："通过减少主观感觉上的压力和焦虑，瑜伽似乎可以调控应激反应系统（Stress Response Systems）。具体表现为降低应激反应的水平——比如心率和呼吸速率的减缓，以及血压的降低。之前也曾有研究证实了瑜伽可以增加心率变异率（Heart Rate Variability）。换句话说，瑜伽可以提高身体对压力的承受能力，让人时刻保持张弛有度。"这说明瑜伽实际上是在与焦虑的成因抗衡，帮助大人和孩子缓解压力、保持平和的心态。

提升专注力

在当今的信息时代，能保持专注是至关重要的能力。练习瑜伽时，你需要远离你的手机和其他电子设备，将所有的注意力放在你的呼吸和身体上。当我们努力应付瑜伽给身体带来的挑战时，谁还有空纠结那些来自过去或未来的忧虑呢？瑜伽让我们活在当下。对于孩子也是一样，瑜伽让他们专心致志地面对眼下的问题，这不论是对他们的学习、运动表现，还是解决日常生活中的问题，都会很有帮助。

学会自我关怀

在幼小的年纪就接触到自我关怀这门艺术，可以说是给孩子健康快乐的未来打下了基础。这也是瑜伽给孩子的独特力量。通过瑜伽和正念，孩子将懂得如何照顾自己的身心需求。长期练习瑜伽能够滋养心灵，使人保持身心健康。对于孩子来说，练瑜伽的时间很有可能是他一天中唯一真正关注自己的时刻。当孩子领会到深呼吸的益处、学习到保持体能的方法后，这种能力便会伴随他们一生。

瑜伽与注意缺陷多动障碍（ADHD）

美国疾病控制和预防中心（CDC，Centers for Disease Control and Prevention）的一份报告表明，有11%的4~7岁的儿童（约640万美国人口）被诊断为注意缺陷多动障碍（ADHD，Attention Deficit Hyperactivity Disorder）。尽管多数儿童都会接受类似阿德拉（Adderall）或利他林（Ritalin）之类的药物治疗，很多家长和照料者都在寻求其他的非药物性治疗方式。瑜伽和正念因为能帮助孩子释放（过多的）能量、提升注意力，也经常被用作治疗ADHD。瑜伽的练习模式也很灵活，既可以采取多种多样的活动，也可以系统性地反复练习瑜伽姿势和呼吸技巧。你要观察你的孩子喜欢什么样的模式，这样才能保证孩子的兴趣和参与度。跟任何其他的活动一样，你的孩子要么对瑜伽非常感兴趣，要么非常讨厌。一些我帮助过的ADHD的孩子也是经过了多年的坚持，才认可瑜伽带给他们的好处。坚持就是胜利——如果你的孩子可以顺畅地深呼吸，哪怕只有1分钟，相信他也能感受到其中的力量。

培养自我觉察

瑜伽和正念教会孩子自我反省和自我约束，以及在面对挑战时自我觉察，而不是急着做出反应。我的一位八年级学生曾在瑜伽课结束后说道："我感觉自己非常专注，好像我真的跟自己的身体建立了某种连接。"瑜伽帮助我们认识到自己的内心，去重新拾起那些或许被遗忘或忽略的情绪和想法。这种自我觉察能力对孩子今后与他人的相处会大有帮助。

提升柔韧性和平衡感

所谓通过瑜伽提升柔韧性，不是说非要手够到脚趾那样才算数。瑜伽动作会让身体向各个方向伸展，是能够激活左右两侧身体的运动。当你在练习中前屈、后弯、侧向伸展、扭转时，你的肢体动作会更加协调，身体的柔韧性也会提升，让你愈发想要大胆尝试新动作。

事实上，《国际瑜伽》（International Journal of Yoga）杂志的研究曾表明，一组运动员在练习了仅仅十周瑜伽后，他们的柔韧度和平衡感都有了"质的飞跃"。另一个美国运动委员会（American Council on Exercise）的对比实验则揭示了瑜伽对柔韧性有着立竿见影的提升："经过了八周（的瑜伽练习），瑜伽组的平均柔韧度提升了 13%~35%，相比非瑜伽组，数据上有显著的提升。"

与家人一同收获

跟家人一起练习瑜伽，可以促进家庭和谐，让家庭成员有机会表达对彼此的理解、互相鼓励与学习。瑜伽能够巩固家庭生活的各个重要方面。

家庭关系与反思

瑜伽和正念都是舒缓而滋养的练习。瑜伽给每一位练习者足够的时间和空间与自己对话、与他人产生连接。哪怕只做一次，深呼吸练习给我们的力量，也可以影响我们与他人之间的互动。与其他人一起练瑜伽也给了我们机会表达对他们的关心：你现在感觉如何？有没有什么我能帮到你的地方？我们希望从这次练习中收获些什么？今天我们如何向他人表达善意？把这些反思性的问题融入家庭的日常瑜伽练习中，会使家庭关系变得更紧密，久而久之的涟漪效应也会促进邻里之间的和谐。

感恩

学会对自我、他人和自然的简单馈赠都抱有感恩之情，会对我们的家庭和人生展望都产生深远影响。在练习瑜伽的时候，你可以鼓励你的家人去品味生活的舒适和生命的美好，或者那些给生命带来意义的事情，比如家庭成员之间对彼此的照顾。当我们向彼此表达感谢时，我们会觉得自己被认可和理解。表达谢意也能促进身体和生理上的健康。《性格与个体差异》（*Personality and Individual Differences*）杂志在 2012 年的一份研究表明，时常表达感恩的人甚至会体验到更少的疼痛！感恩之情也会帮助我们减少甚至消除类似怨恨或者愤怒这样的负面情绪。

如果你想让你的孩子知道你有多爱他们，或者如何为他们感到自豪，不妨也向他们表达你的感激。表达谢意也不需要太复杂的话语，比如，你可以说："谢谢你帮我收拾桌子！能跟你组队工作真的让我感到很开心。"你也可以尝试引导孩子养成学会感恩的习惯，比如，在开始瑜伽练习之前，问他："今天有没有什么让你心存感激的事情？"

在玩耍中练习正念

瑜伽游戏和活动让我们在玩耍的同时学会觉察自己的感受、训练正念。有时我们练瑜伽，或许并不能做到全神贯注，或许想要匆忙了事。但一次扎实的瑜伽练习是离不开正念的。当我们在做瑜伽时保持正念，这种态度会延展至生活的其他方面，帮我们在经历挑战时找到心态上的平衡。如果在练习瑜伽时，你发现自己或者你的孩子开始变得着急，或因为做不到某个体式而感到懊恼时，尝试把你们的注意力转换到呼吸上。因为在留意自己呼吸的时候，我们会不由自主地进入到正念的状态中。毕竟我们练习瑜伽，不是为了让自己更焦虑；在玩耍中练习，保持开放的心态和正念的态度，开心地去玩儿就好了！

放松和修复

学着用健康的方式放松和休整，对整个家庭都有益。许多当代的父母总会觉得手头上有做不完的事情，导致他们日夜奔波，从来没有放松的机会。这本书中描绘的瑜伽放松和冥想练习要求我们慢下来，在没有电子设备打扰的情况下滋养自己。有几个放松活动还能促进身心健康。一起看电影当然也是开心、放松的，但带给我们健康的益处就没有瑜伽那么多了。这些放松练习也会让孩子懂得自我关怀的价值和益处。我们在放松状态下与彼此之间的交流也会变得更高效和有意义。

瑜伽与自闭症（Autism）

患有自闭症谱系障碍（ASD，Autism Spectrum Disorder）的孩子往往有非常个人化的需求，并且只有你才知道他们的偏好和上限。瑜伽可以帮助你的孩子更好地感知自己的身体，并放松他们的紧张情绪。瑜伽在提升社交和沟通技能上也有帮助。曾有一个研究表明，瑜伽或许可以成为"提升自闭症孩子模仿能力、认知技能和社交行为的有效治疗手段"。此外，通过练习瑜伽，自闭症儿童在眼神接触、耐坐性、非语言交流和理解性沟通上也都有进步。

在练习的最初阶段，尝试只用一两个简单、固定的流程来引导你的孩子。这样系统化的训练减少了"惊喜"的成分，可以让孩子感到熟悉，也就不会那么紧张。经常与孩子一起练习瑜伽体式有助于提升平衡感和运动机能。你可以尝试创造一个平和的练习环境，比如将灯光调暗；使用一些道具减少感官上的刺激，比如一个有重量但柔软的眼罩；或者播放舒缓的音乐。随着练习过程的推进，你可以尝试在孩子情绪即将爆发的时候引导他们用瑜伽体式或呼吸练习使自己平静下来。用本书做你的指南，凭借你的经验和对自己孩子的了解，你也可以将瑜伽和正念融入日常生活的点滴之中。

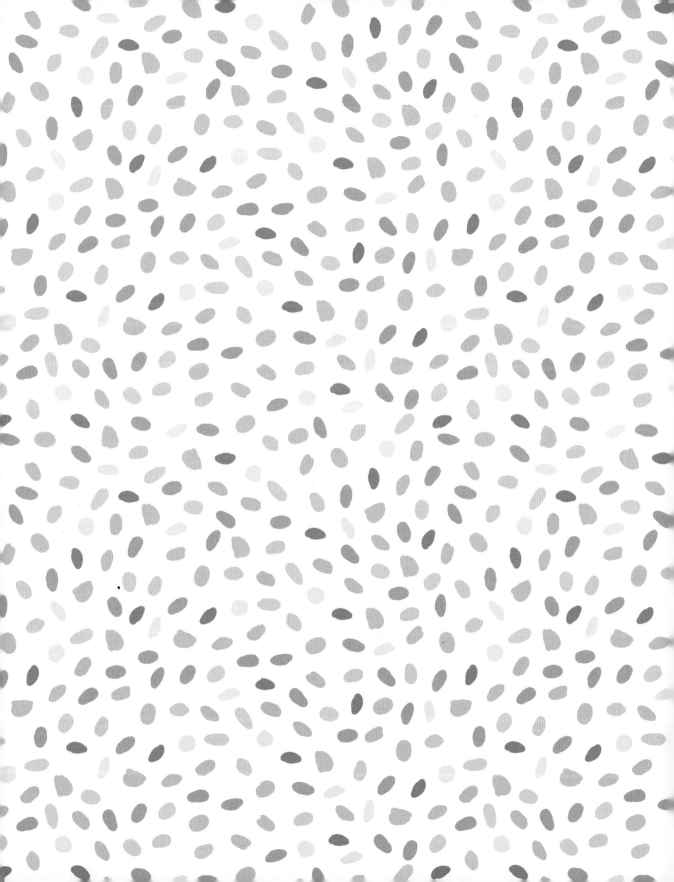

CHAPTER

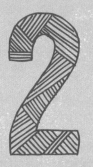

第二章

家庭瑜伽时间

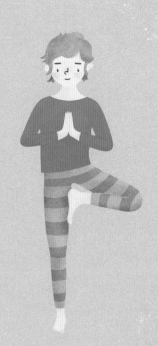

是时候开始规划你的家庭瑜伽时间了！但在学习具体的瑜伽体式和序列之前，有几点是我们在课程规划阶段需要注意的。与孩子一起做的瑜伽活动需要富有多样性，不然他们会很快丧失兴趣。这也是为什么本书介绍了许多选择，你可以将他们自由组合，去组合成适合自己家庭需求的一整套瑜伽练习。这其中有很多瑜伽活动可以在强健体魄的同时放松你紧张的神经，也有一些练习能够通过视觉化、呼吸和冥想使人感到放松和平静。当你把瑜伽变成一项常规的家庭活动之后，不论是在家还是出行，都准备好去和家人一起呼吸、锻炼、玩耍和放松吧！

瑜伽的基石

瑜伽的基本构成包括呼吸、冥想、瑜伽体式、序列、游戏和放松。这本书针对每一个模块都提供了可参考的练习和活动。你会发现有些人更倾向于做那些缓慢、深入的理疗性的练习，而有些人更享受动态、运动性的练习方式。花些时间，摸索一下哪种练习模式更适合你的家人当下的状态。不论你是个瑜伽新手还是资深习练者，打好这些基础都会有助于你规划出更有趣、有创意、唤醒身心的瑜伽练习。

呼吸

与自己的呼吸建立连接是瑜伽的基础——如果没有这个连接，瑜伽不过是把身体扭成一些奇怪的姿势的行为而已！瑜伽会训练我们养成觉察自己呼吸的习惯。尽管传统瑜伽建议我们只使用鼻子进行呼吸，这对于儿童（尤其是幼儿）来讲可能很难做到。其实，简单地觉察呼吸和气体的流动，就能够收获足够的益处了。第三章（40 页）会详细讲解 10 种呼吸技巧，供你与孩子一同练习。

体式

瑜伽体式让我们在运动的同时提升我们的体能、柔韧性和专注力，并且还能舒缓我们的神经。一些体式做起来简单有趣，另一些可能相比之下更具有挑战性。我经常听到人们说类似于"我的柔韧性不够，所以做不了瑜伽"，或者"我够不到自己的脚趾，所以我不做瑜伽"。久而久之，人们对瑜伽的印象就被媒体塑造成了身体非常灵活的人上下左右地移动肢体、做着很有挑战性的动作，或者把身体扭成一般人不可能做到的姿势的行为。但是不要怕，瑜伽理应是人人都能做的。如果你的孩子腿筋比较紧，他们可以通过弯曲膝盖来达成一个简单版本的加强前屈伸展式（56 页）。毕竟，练瑜伽的目的不过是忠于自己的内心和当下的感受罢了。

本书中提到了超过 100 种瑜伽活动，为你和家人提供了很多选择。我们将瑜伽体式分类为站立体式、坐立体式、后弯与扭转，以及平衡体式。每种体式和活动都会为你带来全新的身心体验。

游戏

游戏类的瑜伽动作对于刚接触瑜伽的孩子来讲，是有趣的入门方式。游戏帮助孩子在练习瑜伽的同时保持兴奋感，并且培养身心合一的特性。尤其是对于年龄较小的孩子来说，游戏可以很好地帮助他们入门，对于陪练的家人来说，也会更加有趣。第十章（182 页）会详细讲解这些让瑜伽充满乐趣的游戏。

瑜伽序列

瑜伽序列是将一系列的瑜伽体式串联成的一整套动作。随着教练和练习模式的不同，这些序列也有他们各自的属性：或短或长、或快或慢；有的能起到安抚的作用，有的让人充满能量。当你和孩子发现了最适合自己的那个序列，你们就可以把它作为日常练习的首选。你也可以时不时地向里面添加其他动作，或者改变动作的排列组合。我最欣赏的瑜伽教练之一——杰森·克兰德尔（Jason Crandell）时常这样提醒他的学生：简单、重复性的动作往往能对身体产生最强大的影响，也更具舒缓的效果。当你以坦诚的心态以及最适合自己的方式频繁地练习瑜伽时，瑜伽便能发挥出它滋养的功效。

放松

除了动态练习，放松也是瑜伽的核心要素。一次滋养身心的瑜伽练习一定会包括一些深度放松的时间，比如放松性体式或者引导式冥想。不论大人还是孩子，学会放松自己都是至关重要的。练习瑜伽时，我们借着平稳的呼吸有觉知地放松自己的身体，在释放压力的同时获得新的能量储备。瑜伽为我们赋能，好让我们能以平和的心态去处理日常生活中的琐碎。

瑜伽练习规划

为整个家庭策划一整套瑜伽练习可能听起来任务艰巨，但只要你计划得当、稍加坚持，整个过程其实也没那么枯燥，还会让你充满成就感。你只需要将瑜伽的几个核心模块组合，尝试找到那个最适合自己家人的序列即可。大部分的瑜伽课程是按照以下顺序排列的：冥想、呼吸练习、瑜伽序列、然后放松。面向儿童的瑜伽课程往往会有更多互动环节，当然也要根据孩子年龄的不同加以修改。

比起大部分瑜伽馆的一小时瑜伽课程来说，儿童瑜伽课程的时间往往较短。在最开始的时候，一个 3~5 分钟的家庭瑜伽时间都可以算作巨大成功，当然也取决于孩子的年龄和参与感。儿童瑜伽相对于成人的瑜伽课程也更好玩儿，充满随机性。你不需要总让孩子保持安静或者时刻反省；你可以聊天、可以唱歌，在引导孩子的同时，自己也可以乐在其中。

在最初将瑜伽介绍给你的孩子时，试着解释你为何决定和孩子一起开始这项活动的缘由。比如，你可以说："我们今天早上试试用瑜伽开启新的一天吧！看起来蛮好玩儿的！"或者："我们今天晚上试着练练瑜伽如何？希望它可以让我们睡得更香！"当你坚定地阐述这些原因时，孩子们自然会被这项活动所吸引，哪怕他们最开始只是单纯地看着你做。对于瑜伽和正念来讲，榜样的力量是非常强大的。

根据你和孩子的感觉，也可以设立不同的主题，让练习变得更自然和有意义。如果你知道学校的老师在强调感恩的重要性，也可以利用瑜伽借题发挥，比如在练习开始前感谢自己身体强健，练瑜伽都不成问题。你也可以鼓励孩子在冥想的时候去想那个自己最感激的人，然后在冥想结束后问问他们这样的感激之情是从何而来的。

陪孩子练习瑜伽的过程中，你要保持一个灵活开放的心态。或许你们只是在今天的早餐前玩了一个瑜伽游戏——恭喜！你已经成功地将瑜伽融入了日常生活之中。那些时间较长的练习可以包括好几个不同的活动，也可以只是专注于其中某一个活动。如果孩子好动而不喜欢冥想或放松，那就让每次的练习以动态体式为主。毕竟是为家人做规划，最重要的还是要考虑孩子的需求和喜好。

冥想

　　冥想是一种强大的练习。它为我们提供了多种多样的聆听自我感受和想法的途径。从小练习冥想，会对孩子产生深远的影响，同时对他们来说也是个独特的体验，因为普通的学校或课外活动可不会教这些。冥想帮助我们认识到自己的内心世界，并且不对其加以任何评判。一般的冥想都是坐着完成的，但哪怕是散步甚至是吃饭时，都可以冥想！根据时下心境的不同，冥想可能会有治疗性的效果或让你感到平静，而在其他时候或许会让你感受到痛苦。

　　在如今这个纷乱嘈杂的世界，把节奏慢下来，坐下来，可能会让你感到非常困难。尽管如此，我们还是要鼓励自己的孩子不要放弃尝试，即便是在他们感到恼火的时候。

　　有一个简单而有效的方法可以让孩子认识到冥想的力量：在一次冥想练习的开始前和结束后，分别让孩子给自己当下的感受打个分。这样简单的方式节省了大量的问询或者讨论，并且足以让孩子意识到冥想的作用。冥想者时常表示，日常的冥想使他们变得更冷静、专注且平和。近期，一个由哈佛大学科学家带领的、在麻省总医院进行的实验表明，在仅仅八周的定期冥想练习后，受试者脑中杏仁核的灰质密度（Grey Matter Density）就出现了降低的现象，而杏仁核是负责压力和焦虑的主要大脑区域。"大脑的可塑性是非常有趣的，而更令人着迷的是，通过练习冥想，我们可以用自己的力量去改变自己的大脑，并以此提升健康水平和生活质量。"——此研究的第一作者布里塔·霍尔泽尔（Britta Hölzel）如是说道。

考虑孩子的年龄

　　针对不同年龄段的孩子，瑜伽的练习方式也有所不同。当不同年龄段的孩子混在一起的时候，练习往往更具挑战性，但是诀窍就在于活动的多样性和团队协作。让年长和年幼的孩子一起练习瑜伽，可以培养他们的团队精神和领导力。

3~4 岁

这些小家伙们正处在想象力飞速发展的阶段。他们需要快节奏的、好玩儿的活动。针对这个阶段的孩子，可以试试歌曲或者游戏。有几种将歌曲和瑜伽体式结合的方法。如果你和孩子都喜欢在练习瑜伽的时候来点背景音乐，那就播放几首歌曲作为练习的基调。你也可以边做瑜伽边唱歌，比如在练习船式（108 页）的时候唱"让我们荡起双桨"，或者在练习星式（78 页）的时候边晃动手指边唱"一闪一闪亮晶晶"。你也可以充分发挥想象力，自己编一些歌曲来配合移动、拉伸、呼吸和游戏。

你也可以用故事来吸引他们的注意力，可以是大家都熟悉的经典故事或者自己编的故事，也可以是本书稍后章节中提供的故事（190~193 页）。同样的，也可以借用家里的日常用品来吸引宝宝的注意力——哪怕一个想象出来的泡泡也可以是个有效的道具：你可以假装把它扔上天，然后让孩子深吸一口气，去观察这个泡泡是如何飘落到地上的。一般这个年龄段的孩子对于大人扮傻或者想象出来的东西，都会有所响应。在日常生活中，帮助宝宝理解他自己的想法，以此来锻炼正念觉察的能力。当他开心的时候，让他描述当下开心的感觉。当他难过或生气时，帮助他觉察到这些情绪，同时引导他去回忆之前开心时的感受。

婴幼儿比较喜欢基础姿势，比如下犬式（66 页）（如果他们喜欢叫出声的话，可以在做的时候学狗汪汪叫）和桥式肩倒立（74 页）。站立体式，比如山式（54 页）或者星式（78 页），对于他们来说也比较容易掌握。需要协作完成的姿势，比如飞机式（174 页）或双人船式（178 页），对于他们来讲也是简单有趣的选择。

与幼儿阶段的孩子练习时，尽量将时间控制在 15 分钟以内（能这么说也是很雄心勃勃了），哪怕只练了 5 分钟，都可以算作成功。其他提升参与感的办法还有请他们帮忙铺开瑜伽垫，或者负责做"平和喷雾"（35 页）之类的工作。

5~6 岁

五六岁的孩子往往有着茁壮生长的创造力和叙事能力。与此同时，音乐仍旧对他们很管用，所以可以继续使用以前用过的那些歌曲。你可以用"呼叫与回应"来作为一次瑜伽练习的开场白。举个简单的例子，你可以在转换体式的同时喊出那个体式的名字，比如

"山"，然后让孩子在做出该体式的同时跟着你喊"山"。你可以简单直接地用平时的声音，或者为你的声音添加一些色彩，比如用低声细语来营造出平静的氛围，或者发出些搞怪的音效来为练习注入一些欢声笑语。

许多瑜伽体式对这个年龄段的孩子都具有吸引力。随着他们平衡性和协调性的进步，之前做不到的或者过于有挑战性的动作都变得可以完成了，比如半月式（156页）和侧身平板支撑（158页）。

这个年龄段的孩子也具备了更强的专注力，甚至可以开始在没有引导的情况下自己练习瑜伽和正念的技巧。用新的动作和游戏来保持他们的参与感，然后就放手见证瑜伽带给他们的益处吧。尽管年龄还小，但这些孩子们已经可以开始理解和真正感受瑜伽了，所以你也可以在练习结束后加入一点反思和分享的环节。

7~10岁

这个年龄段的孩子喜欢挑战和团队协作。因此想要吸引他们，只需要把任一活动以团队挑战的形式呈现即可。与此同时，孩子到了这个年龄，对自我身体的认知也在增长，这也使他们更享受运动类的游戏。试试类似于瑜伽扭扭乐（187页）之类的游戏，或者大胆尝试其他需要协作完成的体式。随着运动技能、身体认知和沟通能力逐渐完善，这个年龄的孩子往往能够在更有挑战性的体式上表现出色，比如双人平板支撑（180页）、双人犬式（166页），或者双人门闩式（176页）。

随着孩子自律性的提升，他们能承受的练习时间也会增长。你可以让他们选择练习的方式、帮助设置定时器，或者负责挑选音乐，以此让他们感受到一些自主权。相信他们也会很乐意帮忙布置场地和主导这些练习。

11~12岁

这个年龄段的孩子基本上已经开始适应中学文化了。他们的重点会放在交朋友上，来自同龄人的压力也逐渐浮出水面。你可能会观察到孩子的社交压力开始有所提升。

随着青春期的到来，某些孩子对身材的关注可以说达到了峰值。而瑜伽是一种与身体建立积极联系的舒缓的方式。同时它还帮我们认识到自身想法和感受的强大力量，促进我们的个性发展。

　　一些孩子可能会在青春期时变得非常情绪化。呼吸练习、放松和冥想都能有效地调节情绪，帮孩子找回自信和平衡。与此同时，帮助他们保持之前的乐观态度，继续将瑜伽看作一件好玩儿的事情。青春期时陡然提升的判断力会促使孩子产生自己的偏好，这也意味着他们可能会抗拒由大人带领的活动。你只需要在练习中规划多种选择，然后跟着他们的感觉走就好。

居家的瑜伽练习（或者在公园里，或者在车里）

　　不论是在家还是出行，你都可以练习瑜伽。呼吸的练习不需要任何物理上的空间，在哪里都可以练。除了居家练习之外，你也可以尝试将练习地点移到公园或者沙滩，甚至在车里也可以做一些小的活动。本书中介绍到的活动涉及各种地点，有一些在家庭旅行或者周末出游时尤其适用。

练习的时间

　　在一天中的任何时间练习瑜伽都会使人受益，但重要的是观察自己家庭生活的节奏，在最适宜的时候插入瑜伽练习。晨间瑜伽练习可以帮助我们展开健康向上的一天，建立起家庭成员之间彼此的连接。而晚间的练习可以帮助我们舒缓神经，起到助眠的功效。

　　晨间练习瑜伽的日常可以像这样安排：早餐、洗漱、瑜伽练习、呼吸练习、冥想，然后去上学或者进行当日活动。

　　如果是在晚上练习瑜伽：晚餐、洗澡、瑜伽练习、呼吸练习、冥想、放松，然后睡觉。

　　放学后练习瑜伽：简单的加餐后可以玩几个瑜伽游戏，或是随心练习一些瑜伽体式。可以考虑这样安排：周一，瑜伽游戏；周二，练习搭档体式和冥想；周三，专注于放松练习；周四，练习一整套瑜伽序列；周五的时间则交给孩子做主，选择他们想做的事情。

练习的地点

瑜伽在任何环境下都可以练习。最重要的是留心周围的环境，根据场所不同，选择安全的练习方式。同时记得清除障碍，确保每个人在练习时都有足够的空间。

在家练习的时候，你可以把屏幕、电子产品或孩子最喜欢的玩具暂时挪开，以此确保孩子不会在练习时走神。许多孩子非常喜欢香薰疗法，所以如果你有熏香机和类似于薰衣草或者按香的精油，也可以在练习前加入开启熏香机的小仪式。如果你想要更注重放松和冥想，那就把灯光调暗，播放一些舒缓的音乐，用温馨的毯子和枕头代替瑜伽垫。

试着去不同的地方练瑜伽。我曾带着我的宝宝们去沙滩练习倒立——确实很有难度，但也非常好玩儿。呼吸练习则完全不受空间限制。如果你发现你和孩子在堵车或者坐飞机的时候开始有点不耐烦，不妨试试泡泡呼吸（50 页）。尝试去适应每一个新环境，久而久之，你就能更加自信地在不同地方练习。

瑜伽器材

瑜伽所需要的器材少之又少。有瑜伽垫当然很好，但也不一定。当我们旅行时，我一般就铺一条毛巾或者毯子当作瑜伽垫。市面上也有轻便的旅行专用瑜伽垫，但我几乎从没有地方去装它！

瑜伽砖可以用来辅助一些需要柔韧度的姿势（比如 56 页介绍的加强前屈伸展式，如果你的孩子的手碰不到地，可以用瑜伽砖垫一下）。如果你暂时没有买瑜伽砖的预算，用几块结实的砖头或者厚实的书本作为辅助也可以。在某些拉伸姿势中使用瑜伽带可能会很方便，但它也不是必需的。

对于 2~5 岁的儿童，我还喜欢把一块瑜伽垫用胶带分成四个象限。这样可以方便他们跟从你的指导，与此同时还能培养瑜伽所需的空间意识。

你也可以在每次瑜伽练习前加入这个我称之为"平和喷雾"的小仪式。具体操作就是在喷壶里加入水和几滴精油，然后在练习或冥想开始时四处喷一喷。这味道会给人带来一种平和的心境。

在我与各个年龄段的孩子练习瑜伽的这些年里，我总结出了以下几条小贴士，希望它们也能让你的家庭瑜伽时间更有意义。

把瑜伽当作是快乐的玩耍时间。 如果你对瑜伽流露出真心的热爱，你的孩子也会更积极地响应。保持笑容，把日常的风趣幽默也带到瑜伽活动中来。不要忘记为你们的努力和成功喝彩，用积极的心态来引导家人。

脚踏实地。 尽量让你的瑜伽练习简单直接，感觉最自然的练习就是最好的练习。如果今天你和孩子看起来都需要一些滋养和休息，那就减少一些体式的练习，把重心放在放松和冥想上。在这种时候，这些静态练习与动态的体式训练同样重要。每一天都尝试倾听你和孩子当下的需求，一步一个脚印地来。

把瑜伽变成一项日常惯例。 在一天中按照惯例加入瑜伽时间可以帮助你和孩子产生期待感，正如其他所有活动一样。哪怕是小婴儿，他们也享受这种"知道接下来会发生什么"的感觉。你可以考虑在固定的时间练习瑜伽，比如早上、下午或者睡前；或者也可以在其他游戏、比赛或者演出的前后练习瑜伽。这些固定的瑜伽时间最好跟孩子或家庭的生活节奏相吻合。让孩子对执行这些时间负起责任，让他们也拥有一些话语权。

提问和迁就。 在你引导瑜伽练习时，多多发问。如果你发现孩子看起来好像不太舒服，就问问他感受如何，鼓励他去反思、建立自我觉察和身心连接。灵活对待安排好的活动和计划。如果有些事情行不通，那就暂且跳过，下次再试。这种能灵活调整的自信也会传递给孩子，鼓励他们做同样的事。

善良的榜样。 培养仁爱之心是瑜伽练习能带来的强大影响之一。瑜伽使我们慢下来，对自己好一些，也对他人传达善意。在练习时对你的孩子说些鼓励的话，自己在尝试新体式和活动时也对自己宽容些。孩子会自动把瑜伽和仁爱的特质挂钩，并受到鼓舞将善意传递给这个世界。

大声讲出你的想法。 在与其他人一起练习瑜伽时，你可以把所见所想以及当下的体验用语言表达出来。练瑜伽时是可以讲话的！一个人静默地觉察自己的呼吸、与自己的身体沟通当然很好，但在与孩子一起练习时，并不总是那么可行。你可以利用这个机会示范身体感知，比如说："哇哦，我刚发现做这个前弯会让我膝盖痛。我觉得我可能对自己太狠了。我准备下次做的时候不这么严苛了，试着弯曲一下膝盖看看会不会好些。"或者："刚刚的冥想真的好难啊，我不断地想起我们昨晚坏掉的车，要把它送去哪里修一下。尽管如此，深呼吸好像还是让我稍微放松了一点。你今天的冥想怎么样？"

留意并讲出你的感受。让孩子不断反思和对比练习前后的感受是很重要的。成人也一样。一般来说，我们在练习瑜伽和正念之后都会感觉良好。然而，也有例外的时候。比如有时我们可能会感觉烦躁，或者由于生活节奏过快而没有时间去留意自己的感受。有时，当我们为自己创造空间、安静下来冥想或觉察呼吸的时候，我们可能会更真切地触碰到那些可能被认为不舒服的感觉，比如悲伤或愤怒。但这完全不是问题！你要明白，当你注意到这些情绪并给它们空间去呈现的时候，它们才不会被压抑在你心里，而这是件好事。你也要让孩子知道，练习瑜伽时或者练习之后感受到任何情绪都是完全正常的。

提升孩子的参与度

对于多数孩子来说，瑜伽都是个新鲜的概念。当你最初领孩子入门瑜伽的时候，他们展现出来的不情愿或者违抗态度可能会让你想要放弃。根据我在学校教瑜伽的经验来讲，许多认可瑜伽益处的孩子往往是那些最初最不情愿尝试的。我们要清楚，对于一些孩子来说，静坐和觉察自己的感受可能是种全新的体验，有些孩子甚至会被吓到。在这种情况下，举止反常是很自然的（甚至可以说是理智）。

当你面对这些反抗，可以反思一下哪些地方还有待提高，比如加入一些让孩子感到有自主权的元素。你可以问问孩子他是否想要自己领做一个体式，或者负责练习前的"平和喷雾"（详情看 35 页）。尝试缩短练习时间，或者给孩子一些其他的活动选项。

要记住，你之所以想要带孩子练瑜伽，是因为你明白其中的益处。就像吃健康食物一样，孩子可能不会马上就接受。在最开始的时候让练习短小精悍，然后一旦你发现孩子的参与感开始上升，再一点一点地延长练习时间。

安全第一

在遵守几个必要的前提下，瑜伽其实是个低风险的活动项目，不管练习地点是在家还是在外面。但重要的是要注意做到如下几点：

不要逼自己太狠。在做任何瑜伽相关的活动时，都对自己和孩子温柔些。为了区区一个瑜伽体式受伤疼痛就太不值了。如果你注意到孩子在努力做一个不太可能做到的体式，请让他适可而止，换一个简单版本的姿势来做。提醒他只要保持练习，终究有一天是可以做成那个困难版本的。一个通用的衡量标准是，如果你在做某个体式时无法自如地深呼吸的话，可能你就对自己太过分了。

留意周围空间。做瑜伽的时候一定要移开四周可能会造成伤害的东西。一个简单的测量标准是用星式（78页）——保证你在完全伸展四肢的时候不会碰到任何家具、家庭用品或者其他练习者。这在做瑜伽游戏时尤其重要，因为游戏一般会牵扯到更多的动作，也需要更大的空间。

适时暂停。如果你看到孩子在练瑜伽时开始调皮捣蛋，或者用一种看起来不太安全的方式移动身体，那就暂时停止一切活动。有时，孩子可能会故意犯傻或者过度伸展他们的肢体，尤其是在他们尝试一项新活动的时候。要记住适时暂停、重新开始或者明天再试，都不会造成什么伤害。这也是在给孩子展现安全第一的重要性。

站上瑜伽垫

是时候开始真正的练习了！从呼吸练习和冥想，到瑜伽体式、序列和游戏，本书涵盖的超过100多种实操练习将为你和孩子提供多种参与和学习的途径。

每一天都是新的一天，瑜伽练习给人带来的感受也会有所不同。可能今天孩子非常激动地想要尝试一些新的体式，但到了明天又说瑜伽真无聊，或者干脆讨厌。孩子要比大人诚实多了。

面对这种反抗的态度，你要去理解和接受孩子的感受，并且给他提供其他的选择。如果孩子拒绝做冥想，那就试试瑜伽游戏。拥有选择权有时会让事情变得很不一样。

为了帮助你更好地规划瑜伽课程，你可以参考如下的活动顺序：

1. 瑜伽游戏 — 瑜伽体式 — 瑜伽序列 — 放松；

2. 呼吸练习 — 冥想 — 放松；

3. 瑜伽体式 — 瑜伽序列 — 游戏 — 呼吸练习；

4. 放松 — 冥想 — 瑜伽序列 — 呼吸练习 — 放松；

5. 瑜伽序列 — 冥想 — 瑜伽序列 — 冥想。

不论发生什么，都不要忘了为自己的努力感到自豪。你是在教授你的孩子建立积极的身心态度，而在瑜伽垫上培养出的积极心态会自然而然地延伸到他的日常生活中。练习瑜伽或者正念的每一刻都会对身心产生影响，所以你作为将这个神器介绍给自己所爱之人的分享者，一定不要忘了给自己点个赞。

与兄弟姐妹一起练习

许多孩子会很自然地接受瑜伽，并且热衷于把瑜伽教授给自己的兄弟姐妹、朋友或其他家庭成员。尽管这本书主要是为了鼓励亲子之间的瑜伽活动，但孩子也可以自己与兄弟姐妹或者朋友练习瑜伽。他们可以自己参考本书的图解和活动范例，或者你也可以帮他们做一张"瑜伽体式大全"的图表，这样他们可以指着上面的动作带领其他孩子练习。

不论是平时跟朋友玩耍，还是周末与兄弟姐妹的闲暇共处，需要同伴协作完成的体式和游戏都是很好的互动方式。鼓励孩子以安全友善的方式将瑜伽介绍给自己的朋友，你要在他们练习的时候在旁边观察，确保他们的安全。

CHAPTER

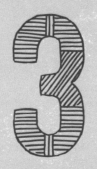

第三章

呼吸练习

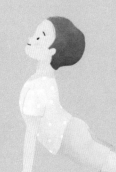

在我们感到焦虑或者不知所措的时候，经常会有人建议我们"深呼吸就好了"，但是实际上有多少人会凭借自己的意志记得这样做呢？在我们的孩子哭泣、焦虑或者发脾气的时候，我们可能也曾给过他们类似的建议。做瑜伽时，有节奏的呼吸会激活副交感神经系统（人体中能使人感到放松、镇静的神经系统之一），使人平静下来。瑜伽和正念最厉害的地方正在于它们可以通过觉察呼吸，使我们的注意力与其建立连接。这样一来，我们便会更容易注意到自己的呼吸是如何在焦虑时变得更浅薄、急促。在生活中，有觉知地放慢节奏、调整呼吸，可以帮助我们更好地面对刺激和挑战。

心如止水

适合全年龄

 恢复活力

这个呼吸练习是我在旧金山屋顶小学（Rooftop Elementary School）任教的时候，从琼斯老师和她的二年级学生那儿学来的。在每次切换到下一个活动之前，他们都会一起做这个呼吸练习来调整节奏。这是个很简单的练习，在任何时间都可以做，并且做完之后会让身心充满积极和安稳感。

1. 放慢整体呼吸节奏，确保每一次吸气都饱满、深沉、缓慢。

2. 这样深呼吸几轮后，用小拇指顶住你的大拇指。

3. 深吸一大口气，然后在呼气的同时将四个手指依次触碰你的大拇指，同时念出：心（小拇指）——如（无名指）——止（中指）——水（食指）。

4. 为了把速度放得更慢，在念完"水"之后，再通过鼻子深呼吸一次。

5. 这样练习几轮，留意发声的节奏。

6. 用默念的方式再试一次。

气球呼吸

适合全年龄

 平静

如果说有什么简单有趣的方法能快速帮我们觉知自己的呼吸，那么答案非这个练习莫属。用气球的比喻鼓励孩子尽可能吸入更多的空气，然后把它全部呼出。虽然听上去很简单，但有些孩子在吸气的时候会习惯性把肚子缩起来。在吸气时鼓起肚子、在呼气时放松收回，这样的（腹式）呼吸方法会更让人平静放松。气球呼吸可以随时随地练习，不论是坐着、躺着还是站立，都可以。

1. 通过鼻子轻轻吸气，把你的肚子像气球一样吹起来，然后数 1——2——3。

2. 通过嘴呼气，想象你在把气球里的空气都呼出去，然后倒数 3——2——1。

3. 你可以给这个气球赋予一个颜色，并在接下来的几轮呼吸中想象它变化时的样子。

4. 重复上述步骤 3~5 次（或者更多次也可以）。

小贴士

• 如果想要进阶版本的挑战，可以定时 3~5 分钟，然后让每个人都根据自己的节奏来练习，直到时间结束。

我们可以

适合全年龄

 恢复活力

这是一个需要同伴配合的练习，可以借此增强与同伴的信任和连接。与同伴背靠背呼吸的时候，尽心体会彼此给予对方的支持。要牢记此时与你一起经历这些的伙伴，今后无论如何也要互相支持！

1. 与你的同伴背靠背，盘腿坐在地上。

2. 首先要与自己的身体和呼吸产生连接。放慢呼吸，时刻留意自己的感受。

3. 接下来把注意力转移到你的同伴身上。

4. 留意到同伴给予你身体上的支持。

5. 深吸一口气，然后在呼气的同时默念："我们可以。"

6. 重复上述步骤 3~5 次（或者你想要几次都可以）。

7. 如果想要为这个练习注入更多能量，可以与同伴一起大声喊出"我们可以"。

小贴士

• 如果人数是单数，可以组一个三人组，三人肩膀相靠，以三角形的形式盘坐。

花之呼吸

适合全年龄

 平静

这个呼吸练习可以让孩子们的小手（以及你的大手）活动起来，在大家感觉有些坐不住的时候非常实用。在与孩子一起练习花之呼吸时，你可以跟他们解释呼吸对于生命的重要性，哪怕是花也需要氧气去进行光合作用。这个练习也会鼓励孩子将自己的创意想法视觉化，对冥想会非常有帮助。

1. 缓慢地深呼吸几次，用鼻子吸气、嘴巴呼气。

2. 将手指捏在一起，形成一个花苞的形状。

3. 用鼻子深吸一口气。

4. 用嘴巴呼气，在呼气的同时将手指从拇指依次打开。

5. 想象你的手是一朵花，具体到花的种类、花朵的颜色，甚至想象它的香味。

6. 在吸气的同时将手指合拢，在呼气时再次打开。

7. 这样重复 3~5 轮。

8. 结束之后，请在场练习的每一位描述他们心中这朵花的样子。

计数呼吸

适合全年龄

 舒缓

 注意力集中

这是个简单而舒缓的练习，与气球呼吸相似。当我们为呼吸计数时，我们会感觉到平静、治愈。计数的简单性会在我们的大脑中产生一个可预见的规律，以此使我们注意力集中。如果你想换换花样的话，可以试着用其他的语言数。

1. 简单地去数每次的呼吸。

2. 深吸一口气，然后呼气，这样一吸一呼计数 1 次。再次深呼吸，2 次。你可以大声计数，或者让大家都默数。

3. 这样继续下去，做多少轮都可以。

小贴士

• 尽情发挥你的创意！你可以不用总是从 1 开始往上数。尝试从 100 开始倒数，或者从任意一个数字开始。比如，如果你的孩子马上就要 7 岁了，你可以说："让我们从 7 开始数吧，因为我爱 7 岁的你。"

狮吼呼吸

适合全年龄

 恢复活力

不论是对大人还是孩子，像练狮吼功那样呼吸都非常好玩有趣，令人充满活力。在生气或情绪激动时，这个练习会格外有效，因为它会给人一种释放的感觉。告诉孩子他们可以在任何时间使用狮吼呼吸，不管是不是在练习瑜伽。

1. 深吸一口气到你的腹腔，同时将双臂举过头顶，像一只在吼叫的狮子。

2. 充分伸展你的手指，掌心面向瑜伽垫的前端。

3. 在呼气的同时，用力将空气从身体里推出去，同时伸出你的舌头，像狮吼那样大声出气。将双臂收回至胸口两侧，手肘紧贴身体，保持双手向上、五指伸展的姿势。

4. 重复以上步骤，你想多少次都可以。

呼吸练习

47

"我是"呼吸

适合全年龄

 舒缓

这个呼吸法可以很好地把自我肯定的力量融入体育锻炼中。选择一个你想要在生命中拥有的品质——比如爱、平和、冷静，或者坚定。这个品质将成为你本次练习想要达成的意图。你可以与其他练习者分享你们各自想拥有的品质，以此建立彼此的连接、互相鼓励。借此机会，你也可以了解到他人内心世界的一角，以此培养同理心。

1. 选择一个你想要在生命中拥有的品质——这就是你本次练习的意图。

2. 吸气，同时对自己说"我是——"。

3. 呼气，同时说出你想要培养的这个品质。

4. 比如，吸气时说"我是——"，呼气时说"爱——"。

5. 重复上述步骤几次。

6. 留意你的感受。今后每次当你感觉这个品质在远离你的时候，就用这个呼吸练习来找回它。

快乐呼吸

适合全年龄

 恢复活力

这个有趣的呼吸法可以为你的一天赋能。这个练习也非常适合那些坐不住的孩子（或者大人），尤其是在最初进行呼吸练习的时候，他们需要一些更活泼的练习来入门。这个练习也很适合写作业间隙的休息时间，或者作为瑜伽游戏前让身体活跃起来的热身活动。

1. 稳固地站在地面上。安全起见，确保你周围有足够的空间。

2. 双臂自然下垂。

3. 前后甩动双臂，与此同时说："吸气，吸气。"

4. 在说到第 3 次的时候，将双臂高举过头顶。

5. 与此同时说："呼气。"

6. 在你呼气的同时，说"啊——"然后做加强前屈伸展式（56 页），身体贴紧大腿，感受这种身体自由落体的感觉。

7. 缓慢呼吸几次，然后慢慢挺直后背，回到站立姿势。

8. 重复以上步骤，想多少次都可以。

小贴士

- 在练习快乐呼吸之前，让孩子用一个词来描述他当下的感受，然后练习结束后再问他一遍同样的问题。还可以问他为什么这个练习会被称为"快乐呼吸"。另一种帮他与身体建立连接的方式是问他今天发生了什么令他开心的事。如果是在早上练习，那就问他有没有在期待什么令人开心的事。

泡泡呼吸

适合全年龄

 恢复活力

泡泡呼吸会调动孩子的想象力，并且在需要孩子安静的时候非常有效。相比直接让孩子"安静"或者"嘘——"他们，这个呼吸法可以委婉地让他们噤声，并且孩子还会觉得好玩——简直就是双赢啊！

1. 让每位练习者做好准备去"抓住一个想象中的泡泡"。

2. 假装向他们丢去一个泡泡。

3. 向他们示范如何夸张地鼓起双颊，把这个泡泡抓到自己的嘴里。

4. 然后假装去戳破这个泡泡，与此同时用嘴呼气。

小贴士

- 用你自己的语言和动作去完善这个想象中的泡泡，从而让这个练习更好玩儿。比如你可以说："OK，大家都准备好去接住这个超级无敌大泡泡了吗？妈呀，它真的太大了，我两只手都几乎抱不过来了！"然后，假装这个泡泡特别重，快要把你整个人都压倒了，更别提要把它扔出去。

蜜蜂呼吸

适合全年龄

 冷静

这个呼吸练习可能看起来有点傻，但是不要觉得丢人！它可以帮助人沉静下来，也有舒缓神经的功效。尽管最初可能会有吵闹和嬉笑，最后的练习效果还是很好的。这个呼吸法在你感到压力山大或者情绪激动的时候，非常有用。至于孩子就更不用说了，他们一定会爱上这个练习的。

1. 如果你想的话，可以闭上眼睛（一直以来我都是推荐孩子们闭上眼睛，而不是要求他们一定照做）。

2. 用鼻子吸气，然后用手指堵住你的耳朵。

3. 在呼气的同时，发出像蜜蜂那样的嗡嗡声。

4. 持续嗡嗡大概 1 分钟，尽可能地拉长呼气的时间，之后根据需要呼吸即可。

5. 重复以上步骤，你想多少次都可以。

小贴士

- 利用练习蜜蜂呼吸的机会来讨论自然界中生命彼此共生的关系。根据孩子年龄的不同，你可以选择性地简化或者拓展你们的对话。哪怕是 3 岁的孩子也会为自然界中的简单道理着迷的。

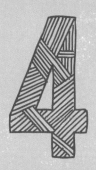

CHAPTER

第四章

基础体式

瑜伽是构建在一些基础体式之上的。在练习的初期，试着挪动各个身体部位模仿这些体式的样子。随着练习的深入，你们大概会在各种各样的瑜伽序列中见到这些体式的影子，所以在一开始就习惯这些体式会对后面的练习很有帮助。每天坚持练习几个体式，也会帮助家人培养一个长久的瑜伽习惯。

山式

适合全年龄

 安定

乍看之下，山式就像简单地站着，但实际上比站着要复杂多了！这个体式强调的是腿部发力、脊椎延展、肩膀放松、双臂自然下垂，让孩子感觉自己像大山一样强壮。山式是很多瑜伽序列的起始动作，当孩子在练习中走神时，也可以用这个体式将他们的注意力拉回来。

1. 开始时，站在瑜伽垫上，双脚与臀部同宽。

2. 双膝微微弯曲。

3. 慢慢伸直双腿，将你的尾椎末端垂直向下指向地面。

4. 深吸一口气，想象身体顺着脊椎延展。

5. 呼气，同时放松肩部，将肩胛骨轻轻向后收。

6. 双手放松垂在身体两侧，掌心向前，五指伸开。

7. 深呼吸几次，挺拔而自信地站着。

小贴士

- 试着把眼睛闭上，鼓励孩子去感受自己变得高大和强壮。

- 如果想要增添趣味性，可以用山的名字来叫每个人。比如你可以说："哇，你现在站得像五岳华山！"

- 这个体式在不做瑜伽的时候也有它的功用。当孩子面对一些忙乱的情况时，或者你需要他们在公共场合安生一点的时候，就让他们"变成一座山"。

加强前屈伸展式

适合全年龄

 镇静

加强前屈伸展式可以加快血液回流至心脏和头部，增强下半身灵活性，同时缓解腰部压力。这个体式很适合在练习一开始时作为热身动作来做。鼓励孩子去比较加强前屈伸展式在练习开始时做和在练习进行一段时间、身体热起来之后做，有什么感觉上的不同——他们很大概率会发现，随着练习的进行，他们的身体能弯折的角度会越来越大。

1. 开始时，以山式（54页）站立。

2. 双膝微微弯曲。

3. 双脚结实地踩在地面上，双臂举过头顶。

4. 深吸一口气，然后在呼气的同时，慢慢将身体向地面俯冲下去，保持脊椎是伸直的状态。

5. 在达成前弯姿势后，深呼吸几次，头部自然垂向地面。

6. 结束这个体式的时候，将你的手放在髋关节上，慢慢起身，同时保持脊椎伸展，核心发力将身体拉回到站立的姿势。

小贴士

- 如果你的手碰不到地面，那就把地面抬高！你可以使用瑜伽砖或是几本书作为额外的支撑垫在手底下。

- 在身体折下去的时候，试着环抱双臂，轻轻地左右摇摆。这样有助于缓解头颈部的压力，还可以拉伸后腰部。

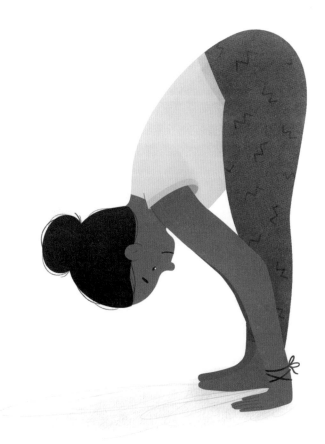

桌面式

适合全年龄

 安定

桌面式是我们在转换姿势的时候常用的一个基础休息体式。做的时候确保收紧核心、伸展颈部。鼓励孩子保持背部"向桌子一样平"——你甚至可以在他们的背上放一些轻的东西来增添趣味性。

1. 在瑜伽垫上趴下，手掌和膝盖着地。

2. 确保手腕在肩膀的正下方、膝盖在髋部的正下方。

3. 将双手紧紧地按在地面上。

4. 尽可能地伸展脊椎。

5. 将目光聚焦在手掌前方瑜伽垫的中心位置，这样有助于颈部的伸展。

6. 深呼吸几次，感受身体的强健和活力。

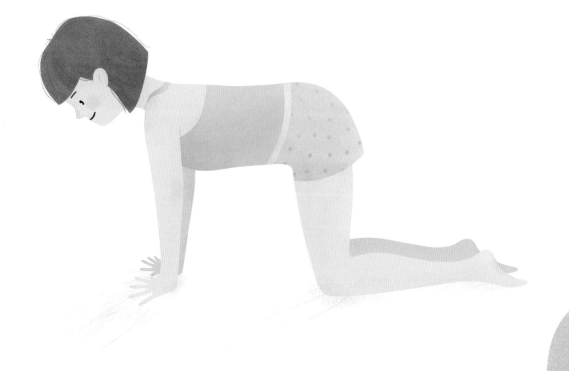

婴儿式

适合全年龄

 平和

 安定

婴儿式是很一个很重要的休息式。当你和孩子需要一些休息和重组时，不妨用婴儿式来暂停一下。你可以在瑜伽练习中的任何时候做这个体式，甚至生活中的其他紧张时刻也可以用这个姿势来放松。像这类头部的位置低于心脏、额头接触地面的姿势，会有助于调整心态，恢复平静。你还可以跟孩子讲，婴孩时期的他们非常喜欢这个姿势，尽管那个时候他们连瑜伽是什么都还不知道呢！

1. 开始时，以桌面式（58 页）趴在瑜伽垫上。

2. 将双膝向两侧打开，与此同时如果可能的话，靠拢双脚的大拇指，让它们彼此触碰。

3. 双手紧按地面，把身体拉向后方，直至两腿中间。

4. 保持双臂向前伸展，以这个姿势在垫子上趴一会儿。

5. 将前额自然下垂触碰瑜伽垫，感受脊椎伸展的感觉。

6. 深呼吸，尽量放慢节奏，将身体完全交托给重力。双手继续按在地上，同时放松肩颈部。

7. 结束这个姿势的时候，慢慢抬起上身回到跪坐的姿势，或者其他任何你觉得舒服的姿势。

小贴士

- 如果你想增添一些动态的元素，可以试一下从婴儿式回到桌面式（58 页）的拉伸方法。从婴儿式开始，吸气，提身向前回到桌面式。呼气时，将身体向后拉，回到婴儿式。重复这样的动作交替，感受将呼吸与身体运转同步的治愈感。

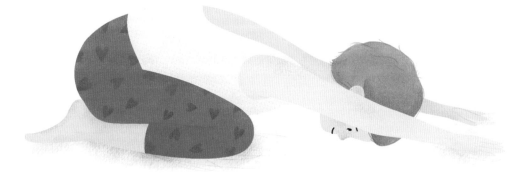

猫式

适合全年龄

 平静

 恢复活力

在做猫式的时候，我们将脊椎高高向上弓起。这样可以同时拉伸背部、肩膀和颈部。确保头部随重力自然下垂，以缓解颈部的压力。呼气时，尽可能地收紧腹部，同时后背向上弓起。你甚至可以喊出"收腹"的口号来鼓励其他练习者在呼气时尽量锁紧腹部。

1. 从桌面式（58 页）开始。

2. 深吸一口气，然后在呼气的同时，将脊椎向着天花板成拱形弯曲（像一只炸毛的猫那样），下巴收紧并向胸部靠拢。

3. 呼气，想象你在将肺里的空气全部呼出去。保持这个姿势一段时间，然后回到桌面式。深呼吸几次。

小贴士

• 跟年龄小一点的孩子做这个姿势的时候，可以同时模仿猫的叫声。

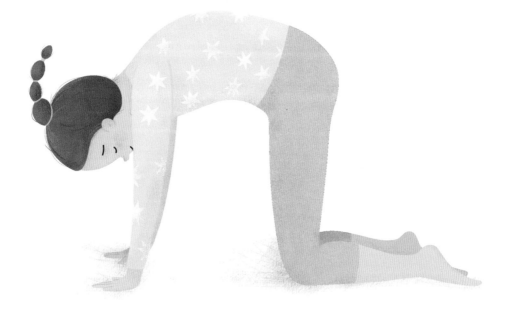

牛式

适合全年龄

 平静

 恢复活力

牛式是从桌面式（58页）变化而来的，是猫式（62页）的对应式。做牛式的时候，我们将腹部下沉，同时挺胸向上。鼓励你的孩子："抬头、向上看、加油！"以此达到最好的肩颈拉伸效果。

1. 从桌面式（58页）开始。

2. 做一次深呼吸。

3. 再次吸气的时候，将胸部和腹部向着地面尽可能下沉，同时抬起下巴注视天空。

4. 将肩胛骨向后收缩。尽可能地憋住这一口气。

5. 呼气，同时结束这个体式，回到桌面式。

小贴士

- 将猫式和牛式简单组合，就是一个做起来很爽的迷你瑜伽序列。在吸气时做猫式，呼气时做牛式——你可以一遍又一遍地重复这个序列。让孩子在呼吸和拉伸的同时，学猫和牛那样"喵喵"叫和"哞哞"叫。

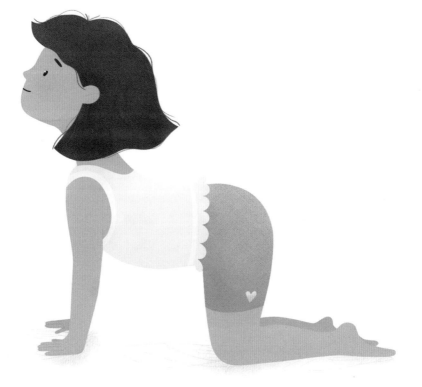

下犬式

适合全年龄

 恢复活力

下犬式是一个简单的倒位体式，也是众多瑜伽序列的基础休式。年幼的孩子往往很喜欢这个姿势，因为他们可以在做的同时模仿小狗的样子。下犬式本身非常简单，但想要完美呈现这个体式，你需要从各个角度进行调整，比如手指要用力按住地面、臀部要抬得更高、手肘不能外翻、脚跟要着地并且向下发力。在做这个动作时，身体几乎每一个部位都应该是被调动的。

1. 从桌面式（58 页）开始。

2. 双手紧紧地按在地上，五指伸开。

3. 双膝离地，将臀部向天花板方向高高抬起，整个身体形成一个"倒 V"的形状。

4. 手脚紧贴地面，同时伸展脊椎，放松头部和颈部。

5. 目光自然垂在双脚之间。

6. 深呼吸几次。你可以在任何需要的时候回到这个姿势。

小贴士

- 如果你的孩子在 2~9 岁之间，可以让他们在做下犬式时模仿小狗那样"摇摇尾巴"或者"汪汪"叫，这样让这个体式变得更好玩儿，孩子也更愿意参与。

- 你还可以自己做一个下犬式，然后让孩子从你身体底下钻过去，模仿"钻隧道"的感觉。

平板式

适合全年龄

 提升体能

平板式也常被称为"平板支撑"，因为它本身就是你做俯卧撑时身体下落前的那个强壮、笔挺的状态。平板式同时调动核心、肩膀和上肢，是个很有挑战性的体式。很多孩子会将平板支撑视为一个有趣的挑战。试着在做的时候大声数出你们支撑的秒数。

1. 从下犬式（66页）开始。

2. 手脚紧贴地面，收紧核心。

3. 身体向前滑动，直到肩膀在双手的正上方。

4. 双手紧紧按住地面，五指伸展。

5. 上背部（肩胛骨的位置）不要向下塌。

6. 脚跟向后发力，用大腿的力量来撑住身体。

7. 深吸一口气，然后呼出。你可以继续保持这个姿势，深呼吸任何次数。

8. 结束这个体式的时候，将膝盖轻轻放回地面，回到桌面式（58页）。

小贴士

• 如果想让这个动作变得更有动感，可以在吸气时回到下犬式，然后呼气时将身体向前滑动至平板式。重复这组动作若干次，直到满意为止。

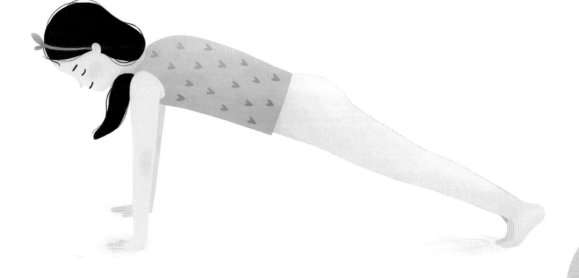

四肢支撑式

适合 5 岁及以上

 提升体能

四肢支撑式需要核心力量和上肢肌肉群的配合，整个动作的关键在于身体的协调性。这个动作相对来说更有挑战性，所以不用着急成功，根据自己的体力来就好。最开始尝试这个体式的时候，膝盖着地可能会让下放身体的动作更省力。逐渐地，你会发现自己的力量在一点一点增强。随着时间推移，肌肉会更加有力量，到那时候再膝盖离地支撑也不迟。也要告诫孩子量力而行，对自己多一些耐心。

1. 从平板式（68 页）开始。

2. 双手和脚趾紧压地面，调动你的核心力量。

3. 吸气，同时身体慢慢向前滑动。到肩膀的位置在手腕稍微前面一点、脚趾前段刚好着地的时候就可以停住。

4. 呼气，同时弯曲手肘，保持手肘紧贴在肋骨两侧，身体随之下沉几寸的距离。

5. 结束这个体式的时候，将身体完全下沉直至接触地面，然后侧躺，深呼吸几次。

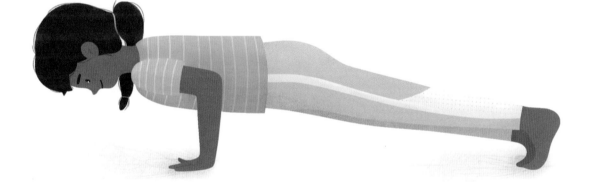

眼镜蛇式

适合全年龄

 开阔心胸

眼镜蛇式是一个温和的后弯体式。你会在许多瑜伽序列中见到它，当然单独做的时候也很舒服。孩子们一般都会很爱这个体式，因为做的时候可以假装自己是一条蛇。

这个开胸的瑜伽体式还有助于拉伸后腰部，以及为其他更激烈的后弯体式打基础。

1. 脸朝下趴在瑜伽垫上，将整个上身、腹部和腿部完全压在地上。

2. 双手移动到肩膀两侧，五指伸展，手掌向下摁在瑜伽垫上。

3. 保证大腿和小腿都压在地面上。

4. 吸气，调动核心力量把胸部从垫子上提起来，同时注意保持手肘弯曲，略微向后收缩肩胛骨。

5. 放松颈部和面部肌肉，目视正前方。

6. 结束这个体式的时候，缓慢地将身体放下，回到趴在垫子上的姿势。

7. 将头侧到一边，然后深呼吸几次，感受这个体式给身体带来的变化。

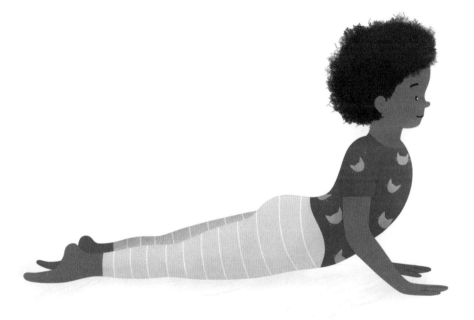

桥式肩倒立

适合全年龄

 开阔心胸

桥式肩倒立的后弯对于多数孩子和成人来讲都是比较温和的。让你的孩子想象他们的"桥"下有船经过或者跑着火车，这样会促使他们更努力地抬高臀部。这个体式会拉伸到后背和颈部，为其他更难的后弯式打基础。

1. 平躺在瑜伽垫上。

2. 弯曲双腿，保持脚在膝盖的正下方。

3. 双手自然放在大腿旁边的瑜伽垫上，掌心向下。

4. 吸气，放松颈部。

5. 呼气，同时四肢发力，用核心和腿部力量将臀部高高撑起，直到大腿与地板平行。

6. 略微抬头，把目光聚焦到一个点上，然后集中注意力。

7. 深呼吸几次。

8. 结束这个体式的时候，慢慢将臀部放低回到地面上，下巴后收抵在胸口上。

9. 保持膝盖弯曲的姿势，将手放到肚子上，然后深呼吸几次，感受这个动作给身体带来的改变。

小贴士

- 如果你想给这个体式注入一些动态的成分，可以在吸气时抬起臀部，呼气时放下，这样重复几次。

- 桥式肩倒立也是个练习平衡的好机会。你可以让孩子单脚离地做这个体式，然后换边重复。

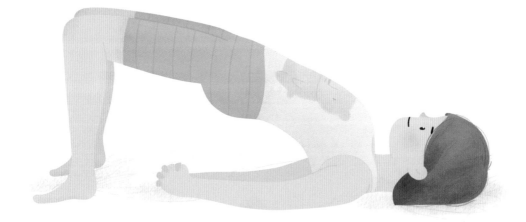

CHAPTER

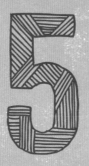

第五章

站立体式

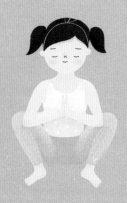

站立体式往往可以起到舒缓神经系统、增强腿部力量的作用。孩子尤其喜欢站姿的易做性。平衡感是所有的站立体式都必备的要素，所以不论是大人还是孩子，练习站立体式都有助于培养对身体的觉察和稳定性。在练习站立体式的时候，你可以通过打响指或者击掌来为这些体式增添一些节奏感和动态效果。比如你可以在做战士二式（82页）的时候打3次节奏，或者在做星式（78页）的时候唱"一闪一闪亮晶晶"。

星式

- 增强体质
- 激发活力
- 安定

星式有趣简单，在带着年幼的孩子练习瑜伽时，用它来开场再好不过。它会给孩子带来自信和掌控感，并且也是其他更复杂体式（比如 80~83 页的战士一式、战士二式）的基础。在你晃动五指、"点亮"你的星星的时候，星式也会变得格外生动。

1. 用跳或者跨步的方式打开双腿，分开大概 1 米的距离（具体依据你和孩子的身高而定）。

2. 保持腿部伸直，脚趾朝前。

3. 双脚发力，扎实地站在地面上。

4. 深吸一口气，然后将双臂向身体两侧伸展，让这样的拉伸延续到指尖。

5. 呼气，肩胛骨稍稍后收，放松肩膀。

6. 深呼吸几次，像一颗星星一样强壮而自信地站着。

小贴士

- 星式和山式是一组可以巧妙联动的体式，甚至可以进化成一个好玩儿的游戏。先引导你的孩子做出星式，然后让他跳回山式（54 页），如此这般反复。你也可以尝试多样的动作组合，比如"星——星——星——山！"如果她过快地跳回山式，就借这个机会逗他玩玩。这个简单的活动可以培养孩子的倾听技巧和专注力。

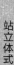

战士一式

适合 5 岁及以上

 增强体质

 安定

战士一式是很多瑜伽序列的核心站姿。它调动我们的内力，同时让我们相信自己的能力。做的时候，双脚要稳稳地扎根在地上，同时向天空伸展上半身。鼓励孩子留意这种天与地的对立感。

1. 从山式（54 页）开始。

2. 一脚后退，前膝弯曲成 90 度，确保弯曲的膝盖不超过脚踝。后脚以 45 度朝向外侧。

3. 如果你发现自己开始失去平衡，试着靠墙做这个姿势，将后脚跟抵在墙上以增加稳定性。

4. 臀部略微向前倾，使其面向正前方。

5. 将两只脚紧紧压在地上。

6. 深吸一口气，双臂举过头顶。

7. 呼气，放松肩膀，轻轻地将肩胛骨向上提拉。

8. 深呼吸，坚强而自信地站立。

9. 结束这个体式的时候，将后脚拉回来与前脚并立，回到山式。

10. 换边重复以上动作。

战士二式

适合 5 岁及以上

 增强体质

 安定

战士二式培养腿部力量，同时还是个打开胸怀的体式。这个体式很好地提醒我们，强大的背后离不开善良、温柔，以及一个对所有生命体验开放的心态。为了让孩子们更有参与感，可以尝试在保持这个姿势时加入拍手或打响指。

小贴士

- 你可以把这个动作玩出各种花样。
- 吸气时，将手臂伸出，呼气时将双手合拢在胸前，如果小朋友喜欢更多的噪音和刺激，也可以在合拢双手时拍手。重复数次。
- 也可以尝试在腿部加入更多的动作。比如吸气时伸直前腿，呼气时弯曲膝盖，将身体向下沉。

1. 从山式（54 页）开始。

2. 一脚后退，前膝弯曲成 90 度，确保弯曲的膝盖不超过脚踝。

3. 将后脚向外侧转 45 度，这次要保持臀部面向房间的一侧。

4. 如果你发现自己开始失去平衡，试着靠墙做这个姿势，将后脚跟抵在墙上以增加稳定性。

5. 双脚发力，扎实地站在地上。

6. 深吸一口气，双臂侧平举，指尖用力向前伸展。

7. 呼气，轻轻地将肩胛骨往下拉，放松肩膀。

8. 前后手臂保持在一条直线上，凝视前方，将视线聚焦到中指的位置。

9. 深呼吸数次，坚定而自信地站立。

10. 结束这个动作时，将后脚拉回与前脚并立，以山式站立。

11. 换边重复以上动作。

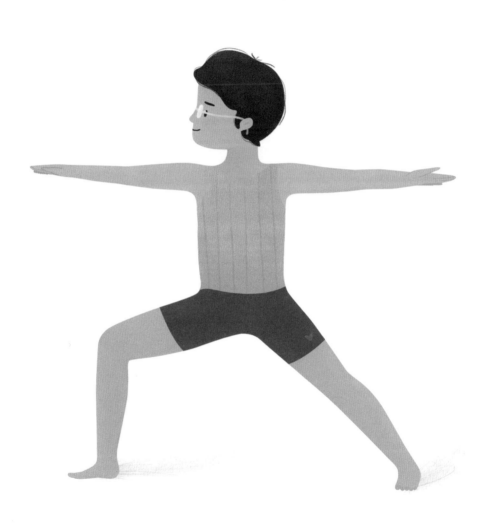

三角式

适合全年龄

 平静

 增强体质

　　三角式是一个很好的立式伸展动作，在做的同时还可以教孩子认形状。这个体式可以增强腿部力量以及臀背部的灵活性。由于需要身体各个部分的协作，这个体式还有助于提升注意力。达成三角式的形态后，试着将身体尽可能抻平，好像你被夹在两块玻璃之间一样。这种想象会有助于你和孩子的身体保持一致性。

小贴士

- 请孩子向你演示三角式中究竟包含了多少个三角形。（提示：不只一个！）

- 在做三角式时，可以加一些简单的手臂动作。当你吸气的时候，用举起来的手左右打圈圈；呼气的时候，将手放下来环绕身体画大圆圈。试着在每个圈的最高点打个响指。

1. 根据你和孩子的身高，用跨步或者跳步的方式将双脚分开 3 尺（1 米）左右。

2. 将一只脚向外转 90 度，另一只脚向内转 45 度。

3. 双臂侧平举。

4. 深吸一口气，将前臀部稍稍向后收。然后呼气，同时将上半身尽量向前伸展。后臀部可以稍微向前移动，以进一步拉伸上身。

5. 前臂下垂，然后依据你能够到哪里，将手自然放在小腿、脚踝、木块、一摞书或前脚外侧的地板上。

6. 上臂向上伸直，手掌朝前。

7. 看向房间的一侧，如果你觉得找到了平衡，就顺着朝上的手向上看。如果你感觉颈部有任何不适，就顺着前脚的方向向下看。

8. 深呼吸几次。

9. 结束这个体式时，双脚扎实地站在地上。起身时，调动核心肌肉，回到站姿。

10. 换边重复以上动作。

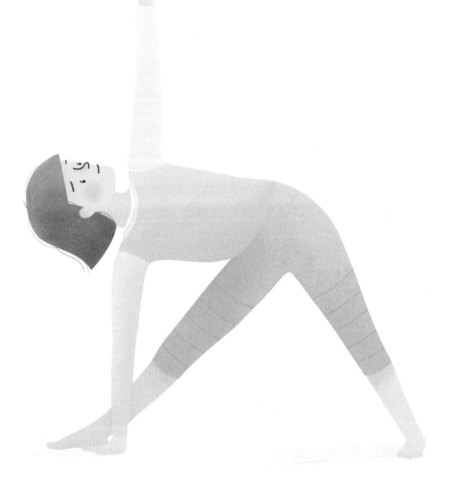

幻椅式

适合全年龄

 安定

 增强体质

幻椅式是一个具有挑战性的姿势。它能锻炼腿部力量，同时需要精神高度集中。一开始做的时候可能很难保持这个姿势，但随着时间的推移，你将能更深地沉入你的"幻椅式"并维持这个姿势更久。鼓励孩子们发挥他们的想象力——也许他们正坐在一辆赛车里，或者在山上滑雪。这个想象出来的赛车道或者滑雪道越长，他们就越想一直保持这个姿势。

1. 从山式（54 页）开始。

2. 双膝弯曲，调动核心肌肉。

3. 双臂举过头顶。

4. 深吸一口气，想象你坐在一把椅子上，提起上半身时，臀部向地面下沉。将目光投在前方的地板上。

5. 放松肩膀，轻轻地把肩胛骨向下拉。

6. 深呼吸几次。

7. 结束这个体式的时候，伸直双腿即可。

小贴士

• 假装你在滑雪！开始时，双臂举过头顶，吸气，然后将双臂快速向后滑，同时"嗖"地呼气——这样模仿滑雪的样子。你还可以编个有趣的故事，说说你在山上看到了什么。重复几次，如果你或孩子需要休息，把腿伸直就好。

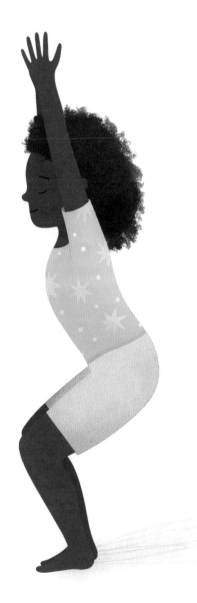

蜡烛式

适合全年龄

 平静

蜡烛式是瑜伽中的一个简单的基础姿势。当你尝试在瑜伽序列中加入呼吸和各种动作时，这个体式会给你足够的稳定性。如果你的孩子精力旺盛或开始捣乱，用这个体式把他拉回到原本的节奏中来。当这个体式与动作和呼吸完美融合时，你会感到尤其舒缓平静（见小贴士）。

1. 膝盖与臀部同宽地跪在瑜伽垫上。

2. 吸气，手掌在心脏处合拢，拇指轻触胸部。

3. 呼气时，双掌合十，将双臂高举过头顶。如果这样做会引起肩部或颈部的不适，只需将手臂伸直，不用将手掌按在一起。

4. 深吸一口气，想象自己是一支正在燃烧的蜡烛。

5. 放松肩膀，轻轻地将肩胛骨往后拉。

6. 结束这个体式时，轻轻放下双臂，坐回到脚跟上。

小贴士

- 蜡烛式是个有趣而简单的开启晨间运动的方式。在你和孩子吸气、举起手臂时，说"点燃你的蜡烛"。接下来，说"吹灭蜡烛"，同时指导他坐回脚跟，把手放回面前，然后呼气，好像在吹灭生日蜡烛。这样做几次，以此开启你的一天。

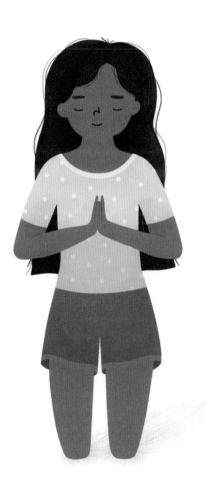

低弓步式

适合全年龄

 安定

 平静

低弓步式可以深度拉伸大腿肌肉和臀部屈肌。保持一条腿的膝盖着地也可以提供一些稳定性。如果想要安全性和舒适度，也可以在膝盖下面放一条折叠的毯子。低弓步式为接下来更具挑战性的高弓步式（94页）做了一个很好的铺垫。

小贴士

• 如果想增加一些动作，可以将双手放在前腿两侧的地面上，指尖触地即可。后脚趾立起，撑在垫子上。吸气时，轻轻抬起后膝，形成高弓步式（94页）的姿势。呼气时，将后膝重新放回垫子上。重复上述动作。

1. 从蜡烛式（88页）开始。

2. 一只脚伸向正前方，前膝弯曲成90度。

3. 吸气，拉伸脊柱，双手放在前腿两侧。然后呼气。

4. 再次吸气，将双臂举过头顶，后腿扎实地撑在地面上。

5. 轻轻地将肩胛骨往下拉，放松肩膀。

6. 呼气，然后保持这个姿势深呼吸几次，感受躯干和手臂的长度，以及来自下半身的稳固感。

7. 结束这个体式时，回到蜡烛式。

8. 换边重复上述动作。

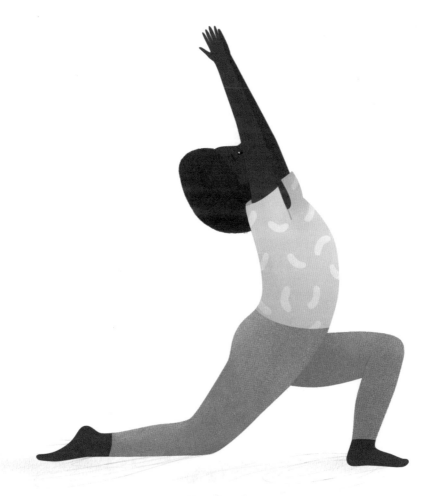

侧角式

适合全年龄

 平静

侧角式是一个动态的立姿体式，可以加强腿部力量和拉伸侧身。这个动作的重点是在提拉和伸展上半身的同时稳定住下半身。让大家在做这个体式时挑战将侧身完全伸直。

小贴士

• 如果想要多一些动作，可以在侧角式和战士二式（82 页）之间交替重复。吸气时，站稳脚跟，手臂前后伸展至战士二式。呼气时，抬起上臂、向前弓腰至侧角式。这样重复几次。

1. 根据你和孩子的身高，用跨步或者跳步的方式将双脚分开 3 尺（1 米）左右。

2. 伸直双腿。将前脚向外转 90 度，后脚稍微向内转。双臂侧平举。

3. 将前膝弯曲成 90 度。

4. 保持臀部指向房间的一侧。后臀部可以稍稍向前移动，以便伸展上身。

5. 将前臂轻放在前大腿上。

6. 双脚扎实地站在地上，向天花板高举上臂，确保手臂紧贴耳朵，然后身体向前腿的方向侧屈。

7. 视线自然向前看（此时面对房间的侧面），或者在找到平衡后向顺着上臂向上看。如果感到颈部不适，就朝前脚向下看。

8. 做几次深呼吸。

9. 结束这个体式时，双脚紧贴地面，调动你的核心肌肉，将身体和前腿伸直，回到站立状态。

10. 换边重复上述动作。

高弓步式

适合 5 岁及以上

 安定

 增强体质

高弓步式可以很好地拉伸股四头肌和缓解臀部紧张，同时还能训练专注和平衡。将双腿内侧紧紧贴合、向上挺直躯干，以增添稳定性。如果还是感觉摇晃，可以让后膝更弯曲一些。

1. 从加强前屈伸展式（56 页）开始。

2. 膝盖稍微弯曲，手指尖压在地面上，左脚向后跨步，然后踩在瑜伽垫上，保持左脚跟离地。

3. 将身体靠在前侧的右大腿上。找到平衡后，可以慢慢挺直身体，同时高举双臂，手臂内侧紧贴耳朵。

4. 双脚扎实地站在地上，尤其是左脚前掌。

5. 放松肩膀，目视前方。

6. 结束这个体式时，将左脚收回与右脚并拢。换边重复。

小贴士

- 如果想加入一些舒缓的动作，可以在吸气时将后膝落在地上，呼气时再抬腿至高弓步式。

青蛙式

适合全年龄

 安定

 平静心态

青蛙式是一个很容易做的扩臀动作，同时也能拉伸脚踝和背部。如果你和孩子因为上班或上学需要久坐，青蛙式这个蹲姿会是一个很好的平衡。在做时学青蛙"呱呱"叫或者像青蛙一样跳跃可以让这个体式更生动有趣。这个充满童趣的体式非常适合用来开启任何一次瑜伽练习。

1. 双腿分开约至瑜伽垫的宽度，然后深蹲。脚趾稍微冲向外侧。

2. 深吸一口气。呼气时，臀部尽可能地放低。如果觉得站不稳，可以背靠在墙上试试。如果脚跟会不自主地抬起来，可以卷起几条毛巾垫在脚跟下。

3. 双手合十贴在胸口上，做几次深呼吸，扩展胸部。

4. 深吸一口气，想象自己的身体顺着脊椎不断伸长。

5. 轻轻地把肩胛骨往后拉，放松肩膀。

6. 深呼吸几次，感受脚下的地面给你的支撑。

小贴士

- 从蹲着的青蛙式开始，你可以像青蛙一样呱呱地叫着进行蛙跳！当然要拿走周围任何可能造成伤害的东西，确保没有东西挡住你的去路。

- 如果想要增加一些难度，你可以尝试从青蛙式跳回四肢支撑式（70页）。

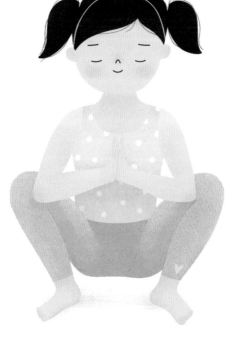

CHAPTER

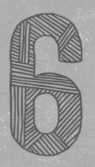

6

第六章

坐立体式

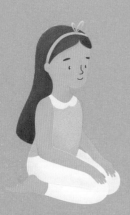

坐姿的瑜伽体式使人安定、平静，并且能够通过拉伸提升柔韧度。在一天结束时，与孩子一起做这些体式会是很好的放松。坐姿不需要很好的平衡能力或者体力，对家人来说是个很好的节奏变化。坐姿也更易于呼吸节奏的专注和稳定。你可以将这些坐姿体式纳入你的睡前练习中，或者在做其他动态体式时用这些坐式来放松休息。

蝴蝶式

适合全年龄

 安定

 平静

蝴蝶式是一个简单而有趣的坐姿体式。由于它被广泛用于体育课和其他运动的拉伸活动中，孩子很有可能已经知道这个体式了。做蝴蝶式时，将注意力放在脊椎的伸展和肩部的放松上。随着时间的推移，你会发现你的柔韧度有所提高。这个体式在不加入任何动作的状态下是舒缓、平和的。如果想要加入一些动态元素，可以让孩子"扇扇蝴蝶翅膀"，或轻轻地上下抖动双腿。

1. 开始时，坐在地上，双腿向前伸直。

2. 弯曲膝盖，将双脚脚底板并拢在一起。

3. 脚跟向骨盆方向慢慢靠拢，到你觉得舒服的位置就停下。避免主动向下压低膝盖，让其随重力自然下沉即可。

4. 深吸一口气，想象身体顺着脊椎拉伸。

5. 放松肩膀，轻轻地把肩胛骨往下拉。

6. 深呼吸几次，感受地面给你的支撑，以及后背和大腿内侧被拉伸的感觉。

小贴士

- 对于年龄较小（3~6岁）的孩子，在保持这个姿势的同时，可以问他们："你是只什么颜色的小蝴蝶呀？"

- 你也可以让他们"扇动蝴蝶翅膀"，紧接着让他们做一只"安静的小蝴蝶"。

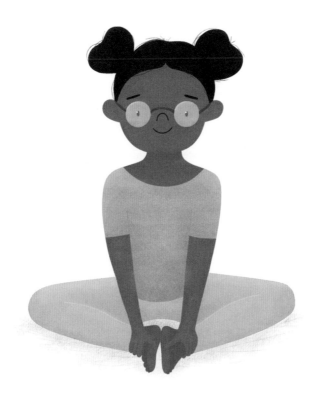

加强背部伸展式

适合全年龄

 安定

 平静

加强背部伸展式是个很好的静态拉伸动作，非常有助于放松。尤其是在瑜伽练习刚刚结束时，肌肉仍保有温度和一定的柔韧性，这时候用加强背部伸展式拉伸，效果会很棒。做这个体式时，要密切关注你的呼吸。如果呼吸开始变得急促或有憋气的趋势，那证明你可能有点用力过猛了。还有，提醒孩子可以根据自己的需要弯曲膝盖，不用勉强自己——毕竟这个体式的重点是腿部和腰部的充分拉伸。

1. 开始时坐在地上，双腿向前伸直。你也可以找一张毯子叠一叠垫在屁股底下，使臀部位置略高于膝盖。

2. 双腿紧贴地面，指尖落在臀部两侧的垫子上，略微用力下压。深吸一口气，感受身体随着脊椎伸展。

3. 呼气时，将指尖向前慢慢爬动至双脚，同时身体前弯。保持后背挺直，呼吸缓慢而均匀。

4. 身体前弯至你感到舒服的程度即可，确保脊椎一直有拉伸的感觉。也可以略微弯曲膝盖来让自己更舒服些。切记不要勉强自己的身体。

5. 放松肩膀，轻轻向后下方收紧肩胛骨。

6. 在前弯的状态下做几次深呼吸。

7. 结束这个体式时，慢慢起身，保持脊柱挺直。

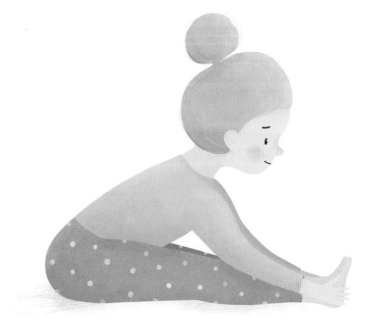

蜻蜓式

适合全年龄

 安定

 平静

蜻蜓式也经常被称为"头碰膝"式。这个体式在拉伸腰部和大腿的同时，让肩颈部的压力得以释放，让人感到平和、舒适。你可以问问孩子，他希望成为一只什么颜色的"蜻蜓"，并在做的时候编一个"蜻蜓大冒险"的故事。

1. 开始时坐在地上，双腿向前伸直。也可以找一张毯子叠一叠垫在屁股底下，使臀部位置略高于膝盖。

2. 双腿紧贴地面，指尖落在臀部两侧的垫子上，略微用力下压。

3. 把一条腿拉向身体，膝盖弯曲，脚底板抵住另一条腿的大腿内侧。

4. 指尖紧贴地面，后背挺直，身体顺着脊椎延展。

5. 保持上背挺直，然后缓慢地弯腰，将身体贴近伸直的那条腿，到你觉得舒服的位置即可。也可以稍稍弯曲前腿的膝盖来让自己更舒适。不要过度勉强自己。

6. 放松肩膀，轻轻将肩胛骨向下拉。

7. 做几次深呼吸。吸气时，感受身体的延展；呼气时，整个人完全放松。

8. 结束这个体式时，吸气并起身回到坐姿，将收回的腿向前伸直。

9. 换边重复上述动作。

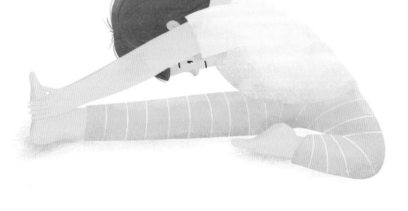

快乐婴儿式

适合全年龄

 安定

 平静

这个可爱、充满童趣的体式，可以放松腰部、拉伸大腿内侧。虽然看上去有点儿傻，但一定要带着孩子一起接受它！可以让孩子们在来回摇摆的同时模仿婴儿的声音，或者给他们讲一段他们婴儿时期的趣事。这个体式非常适合用来结束一套瑜伽练习。

1. 仰面躺在垫子上，抬起双腿，在胸前抱膝。

2. 保持膝盖弯曲，用相应的手抓住脚掌外侧：右手抓右脚外侧，左手抓左脚外侧。

3. 放松脊椎和腰部，使背部以自然的姿势触地，同时缓慢地深呼吸。

4. 如果感到放松和舒适，可以试着左右摇晃。记得保持呼吸节奏。

5. 结束这个体式时，双手重新抱拢膝盖，然后回到坐姿即可。

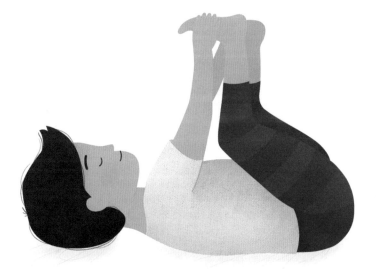

船式

 增添力量

 稳固核心

船式是增强核心力量的入门动作之一，来自地面的支持让这个体式更加轻松有趣。船式也提供了很多不同的玩法：你可以假装跟孩子一起"坐船"，或者在长时间保持这个姿势的时候唱"让我们荡起双桨"。每当感觉需要补充能量、振作一下的时候，都可以尝试一下这个体式。

1. 以坐姿开始，双腿向前伸直。

2. 弯曲膝盖，将双脚收回至屁股前面的地面上。

3. 双手环抱住膝盖，调动核心肌肉，抬起双腿，保持小腿和胫骨与地面平行。

4. 深吸一口气。如果想要加强版本的核心练习，可以双手放开抱住的腿，在身体两侧悬空，掌心相对。

5. 轻轻地将肩胛骨向下拉，放松肩膀。

6. 如果还想要更多的挑战，可以将双腿伸直，并以"V"字形打开。

7. 深呼吸几下。

8. 结束这个体式时，将脚落下放回地面即可。

小贴士

• 做船式的时候，在调动核心、保持深呼吸的同时，可以用拍手或打响指的方式来活跃一下氛围。这样有助于集中注意力，让你和孩子能把姿势保持得更久。

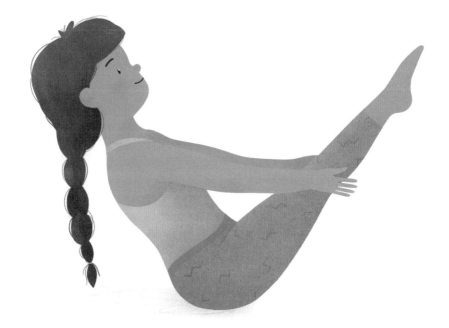

英雄式

适合 6 岁及以上

 安定

 平静

这是一个很特别的体式，来自地面的支撑会让我们感到踏实，同时小腿、臀部甚至是脚部都会得到伸展。坐姿冥想和大多数呼吸练习都可以在英雄式下完成。这个体式还能改善体态，同时促进下半身的血液循环。鼓励家人在做这个体式的时候想象自己像英雄一样充满自信。

1. 从蜡烛式（88 页）开始，如果需要额外的支撑，可以在小腿和大腿中间垫一条卷起来的毯子或毛巾。

2. 向后坐到毯子上或两腿之间的地面上，脚掌前端用力压在地面上。

3. 深吸一口气，伸展背部和脊椎。

4. 呼气，双手放在大腿上，掌心向下。

5. 如果臀部够不到地面，可以在地上放一块瑜伽砖或一摞书，然后坐在上面。

6. 轻轻地将肩胛骨往下拉，放松肩膀。

7. 在感觉舒适的情况下保持这个姿势不动，进行 30 秒至几分钟的深呼吸。

8. 结束这个体式时，双手回落至身体两侧，挺直腰杆，摆动双腿回到身体前方，然后伸直。

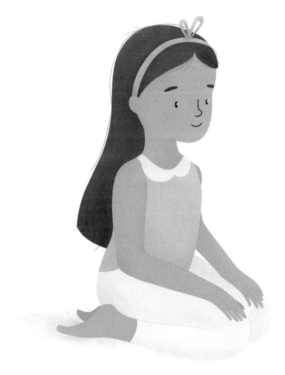

坐角式前屈

适合全年龄

 安定

 平静

这个踏实的体式做起来像一片切开的比萨（见小贴士）。在前弯时腹股沟处和臀部可以得到拉伸，同时觉察呼吸。你可以在屁股底下垫一块叠起来的毯子、抱枕或者枕头，由此产生的高度差可以缓解腹股沟拉伸的强度。

1. 开始时坐在垫子上，双腿向前伸直。坐在一张叠起来的毯子上可能会更舒服。

2. 将腿向两侧打开，到感觉舒适的位置即可。

3. 吸气，指尖落在腰后的地面上，想象后背顺着脊椎延展。

4. 呼气，臀部后移，同时上身向前探，将指尖慢慢移动到骨盆前的地面上，同时身体向前弯折。

5. 轻轻地将肩胛骨往后拉，放松肩膀。

6. 深呼吸几次，手指慢慢向前爬动，使上半身弯折的角度更大，但不要勉强自己。

7. 如果腹股沟处有任何的疼痛或者不适，想象你每一次吸入的空气都抵达该处；如果疼痛过于强烈，就暂停一下。

8. 保持这个姿势做几个深呼吸，在吸气时拉伸、呼气时柔软地弯折。

9. 结束这个体式时，慢慢回到坐姿即可。

小贴士

- 做这个体式的时候，可以假装你是一张比萨饼。双腿张开的形状看起来就像一块切好的比萨——你可以在上面撒上奶酪、扔上一些蔬菜，尽情发挥想象力去制作属于自己的比萨。具体放什么可以跟着孩子的想法走；如果他不愿意参与，简单提供一些"配料"上的参考即可。

至善坐式

适合全年龄

 安定

 平静

至善坐式是最常见的坐姿冥想的体式，也非常适合做呼吸练习。大多数孩子通过学校或者其他活动已经知道如何交叉盘腿坐，所以用这个体式来展开瑜伽练习，通常可以省去大量的指导时间。

1. 开始时坐在垫子上，双腿向前伸直。也可以坐在一张折叠的毯子上，使臀部略高于膝盖。

2. 盘腿而坐，将脚压到腿底下。

3. 深吸一口气，呼气时，臀部向后移，使骨盆稍微向前倾斜。

4. 做几次深呼吸，想象身体随着脊椎伸长。

5. 轻轻地将肩胛骨往下拉，放松肩膀。

6. 使眼神变得柔和。

7. 保持这个姿势，做几个深呼吸。

小贴士

• 打坐时，让孩子跟你一起有节奏地敲击腿部、打响指或拍手。吸气时，将手臂举过头顶，手掌按在一起，然后在手掌下落至胸口的同时大口呼气。发挥想象力让节奏或动作变得有趣（甚至可以做个鬼脸），这样孩子会想要模仿，练习也会变得更加生动。

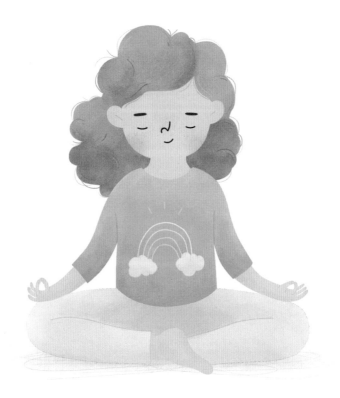

莲花式

适合全年龄

 安定

 平静

莲花式算是进阶的坐姿体式，可能需要多年的练习才能够达成。即便如此，你也可以时不时地尝试做做看，因为无论水平如何，这个体式都会让人感觉很好，还有定神的效果。请注意，许多孩子的柔韧性比大人好，这个体式对于他们来说可能轻而易举。当你能够舒适地完成莲花式时，可以以它为基础坐姿完成冥想，或在瑜伽练习开始时用这个体式放松。

1. 以坐姿开始，双腿向前伸直。

2. 吸气，弯曲一条腿成抱膝状态，脚掌紧压地面。然后双手环抱住另一条腿，将其抬起来。

3. 呼气，将抱住的那条腿放到对侧大腿的大腿根上。如果在任何时候感到膝盖疼痛，就深吸一口气，然后慢慢将腿伸直。

4. 深呼吸，把踩在地上的脚轻轻放到对侧腿的大腿根上。

5. 放松肩膀，轻轻地把肩胛骨往下拉，感受脊柱的延展。

6. 轻轻地把手放在腿上。

7. 如果身体任何部位感觉紧张，就深吸一口气，想象气流注入紧张的地方。

8. 结束这个体式的时候，慢慢将盘起的腿松开，回到自然的坐姿即可。

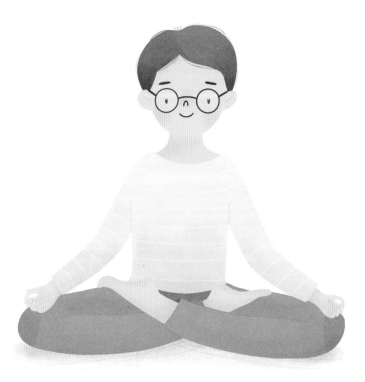

坐姿 "4" 式

适合全年龄

 安定

 平静

这个体式是激活臀部的绝佳方式，单脚着地可以带来稳定性。它也有助于缓解腰部的紧张。如果是年龄较小的孩子，可以一上来就让他们尝试这个体式，因为他们往往喜欢扭曲自己的身体做出数字的形状。当然，无论年龄大小，让他们想象数字 "4"，都会有助于他们达成这个体式。

1. 开始时抱膝坐在地上，双脚紧压地面。

2. 双手放在身体两侧的地面上。

3. 翘一个二郎腿，右脚搭在左膝盖上，让两腿看起来像一个数字 "4"。

4. 挺直后背，放松肩颈部。

5. 轻轻抬起屁股，身体向右脚跟慢慢靠近。

6. 暂停一下，深呼吸几次。

7. 将右脚从左腿上放下来，以这个姿势停顿片刻，然后伸直双腿。

8. 换边重复。

小贴士

• 为了增强这一体式的活跃度，你可以在呼气时收紧你的核心肌群并轻轻抬起臀部离开地面，随后在吸气时缓缓地将臀部落回地面。这样的动作重复 10 次。

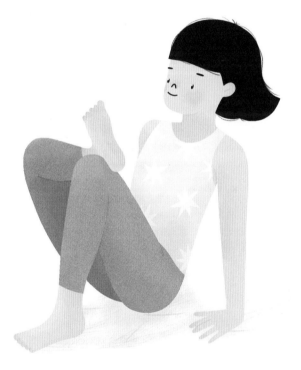

CHAPTER

第七章

后弯与扭转

后弯与扭转类的体式，可以说是非常全面的瑜伽动作。孩子往往喜欢这样扭来扭去的身体挑战。扭转体式能够激发身体活力、缓解下背部的紧张，同时还能培养孩子们的体态觉知和平衡力，因为这些体式往往会调动到侧身甚至整个身体。对于年龄稍小的孩子来说，扭转式能让他们意识到身体左右两侧的微妙差别。前屈能培养平静和安定的心态。当你或孩子需要释放紧张情绪，或从漫长的一天中解脱出来时，可以使用前屈来放松。一开始做的时候可能会感到腰部和膝盖有点咔嚓作响——如果有需要的话，请尽情弯曲你的膝盖。前屈往往能使身体充满活力和生机。这样做有助于缓解肌肉紧张，同时还能起到扩展心胸的效果。温和的后弯式有助于在一天结束时用来拉伸和放松，非常有治愈的效果；而车轮式（138页）和弓式（140页）若是在早上做，可以让你保持一整天的精力充沛。

侧卧扭转

适合全年龄

 安定

 平静

这个扭转体式应该对每个人来说都很简单，且富有滋养的效果。许多人喜欢在一套瑜伽序列的最后用这个体式来休息和放松。在做完"快乐婴儿式"（106页）之后，紧接着做这个动作也会让人感觉很好。你可以选择身体的任意一侧做侧卧，只要感觉舒服就可以。

1. 开始时，仰卧在垫子上。

2. 抬起双腿，将膝盖拉到胸口的位置。

3. 保持膝盖抬起的姿势，然后向两侧伸展双臂。

4. 吸气，想象每一寸接触地面的身体逐渐变得柔软、陷入地面。

5. 呼气，同时落下双腿至身体右侧。头偏向左边，目视左肩膀。做几次深呼吸。

6. 结束这个体式时，将膝盖拉回胸部。

7. 换边重复上述动作。

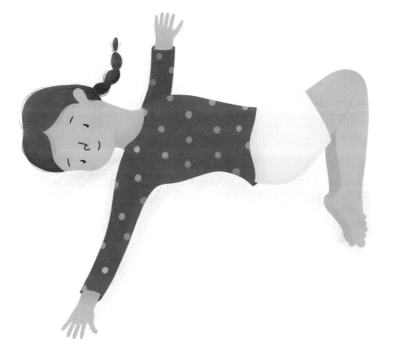

双角式

适合全年龄

 安定

 平静

这个前屈是缓解脊椎紧张的好方法，同时还能拉伸大腿内侧。这个姿势可以释放压力，舒缓神经。这个体式会促使人将身体形成一个三角形，你可以向孩子示范如何完美地对齐身体各个部位。注意双脚要分开，不然这个动作可能很难做到。在做这个体式之前，帮助大家找到双脚间的最佳宽度。

1. 从星式（78 页）开始，双手搭在臀部两侧。

2. 膝盖稍稍弯曲，然后慢慢伸直双腿。

3. 深吸一口气，想象身体顺着脊椎延展。

4. 向前弯腰，手臂随身体一同垂下去，以臀部为支撑点，保持后背挺直。下弯到令你舒服的程度之后，可以尝试将手掌放在地面上。如果手无法直接够到地面，可以在下面垫一块瑜伽砖或一叠书。

5. 让肩颈部随着重力放松。

6. 深呼吸数次。

7. 结束这个体式时，调动核心力量，将双手放回臀部两侧，然后起身，保持后背挺直。

小贴士

- 将其转化为一个肩部开放式动作，你可以抓住对方的手肘或者在背后扣住你的双手。
- 我们折叠身体时，也可以将身体在两脚之间左右摇摆，同时加入双手拍打地板、单手叩击的动作，都可以为我们扭动的身体创造一个更为活跃的体式。

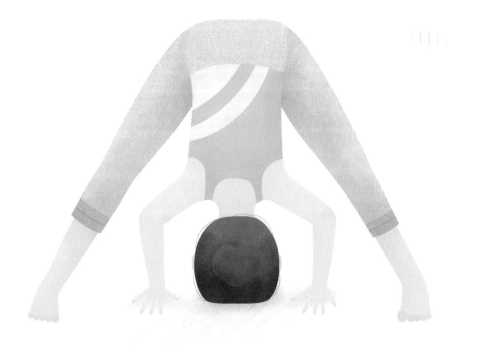

幼犬式

适合全年龄

 平静

幼犬式将下犬式（66页）和婴儿式（60页）巧妙结合，起到舒缓的效果。许多年幼的孩子喜欢这个体式，仅仅是因为这个可爱的名字和非常像小狗的姿势。对成年人来说，这也是一个很好的伸展动作，因为它可以拉伸脊椎，同时打开肩部和胸部。可以调动一家人在长时间坐火车或飞机后一起用这个动作拉伸。

1. 从蜡烛式（88页）开始，然后坐到脚跟上。

2. 双手以爬行的方式向垫子前方移动。手指和手掌发力向下按，就像你在做下犬式（66页）一样。然后抬起臀部和大腿，下半身向后方发力。

3. 尽量伸展手臂，后背随着脊椎延展，额头轻轻靠在垫子上。

4. 缓慢地进行深呼吸。感受上身核心区发力的感觉，以及肩颈部的柔软。

5. 结束这个体式时，慢慢抬起上半身，回到蜡烛式，然后用你自己舒服的方式坐下。

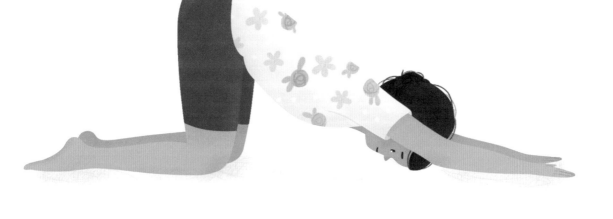

简易坐扭转

适合全年龄

 安定

 平静

这个体式尤其适合久坐不动人群。如果想要体验更充分的拉伸，可以在延展脊椎的同时确保肩颈部放松。在椅子上做这个体式，同样简单有效，保证双脚着地即可。在长时间盯屏幕之后试试这个：暂停手上的一切事情去做一些扭转和呼吸，有助于恢复身体和思维的连接。

1. 从至善坐式（114页）开始。

2. 高举双臂，然后身体向右扭转。

3. 扭转时左手搭在右膝上，右手落在身后的地上。

4. 深吸一口气，身体随着脊柱延伸。呼气，用搭在膝盖上的手轻推膝盖来加深扭转的力度。

5. 放松肩颈部，把肩胛骨向下拉。

6. 结束扭转后，做几次深呼吸。

7. 换边重复上述动作。

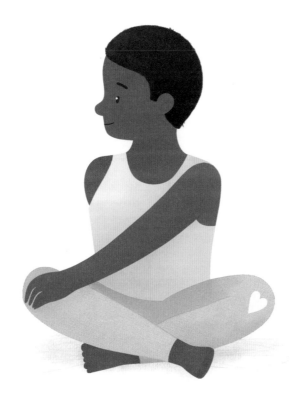

低弓步扭转

适合全年龄

 安定

 平静

低弓步扭转允许在身体扭转的同时膝盖着地，以此增添稳定性。这个体式在拉伸后腰部的同时振奋精神，让你有种焕然一新的感觉。这是个快节奏的动作，可以高效地为你赋能。在身体与呼吸节奏同步后，试着更长时间地保持扭转的动作，以深度拉伸股四头肌和臀部肌肉。

1. 从下犬式（66 页）开始。

2. 右脚向前跨一大步到垫子最前端，两脚之间保持一定的距离，给臀部足够的空间扭动。

3. 左膝下落跪在垫子上，后脚脚背着地，脚趾自然伸展。

4. 高举双臂，掌心相对，肩部自然下垂。

5. 身体向右扭转，注意要以核心部分的扭转带动整个上半身，将视线投向身体后方。

6. 若想达到更深度的扭转，可以将左手肘搭在右膝外侧，双手合十并顶在胸口处。吸气时拉伸背部、延展脊椎，呼气时略微加深扭转力度。

7. 结束扭转后将双手放在右大腿上，进行几次呼吸。

8. 换边重复上述动作。

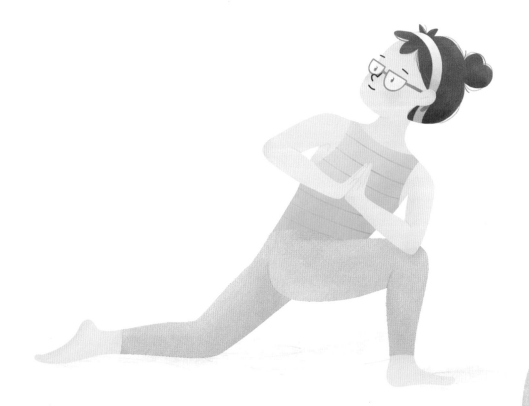

扭转三角式

适合 7 岁及以上

 安定

扭转三角式要求我们集中注意力，同时挑战我们的腿部力量和保持呼吸平稳的能力。作为一个更具挑战性的体式，你可以随着瑜伽练习的进行逐渐试着掌握它。最开始做的时候可能会感觉有点迷茫，但记住要保持幽默感，以玩乐的心态面对就好。如果需要的话，可以放一块瑜伽砖或一摞书在脚掌外侧，以便手可以够到。这个体式有助于培养注意力、柔韧性和耐心，以及一个成长的开放心态。

1. 从三角式（84 页）开始，右腿在前，稍微缩短双脚之间的距离。

2. 吸气，左手向前伸，臀部朝着垫子后方发力，膝盖略微弯曲。

3. 将左手放在右脚的外侧小脚趾边上的位置。如果需要额外的支持，可以在手底下垫一块瑜伽砖或一叠书。

4. 臀部向右转动以带动整个身体的扭转，右手伸向天空。

5. 抬头注视右手，放松颈部。如果感到颈部有任何疼痛，就低头看地面。

6. 结束这个体式时，调动核心力量，将躯干和胸部抬起来，双脚并拢回到山式（54 页）。

7. 换边重复上述动作。

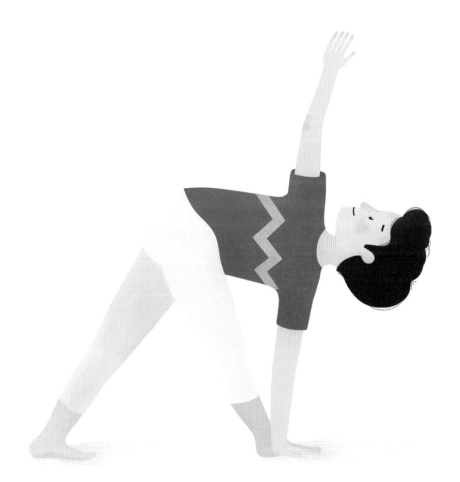

上犬式

适合全年龄

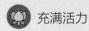 充满活力

上犬式为年幼的孩子们提供了另一个模仿动物的机会，在享受趣味的同时增进瑜伽练习。这是个让人充满活力的后弯式，比眼镜蛇式（72页）的强度略高。动作的核心要领是手脚同时发力抵在地面上，同时抬起身体的其他部位。这个体式会让你感觉到身体变得轻盈，是一个很好的开胸式。

1. 开始时，脸朝下趴在垫子上。

2. 双腿伸直，前脚背顶在垫子上。

3. 将双手放在腋窝后面几寸处的地面上，手掌紧挨肋骨。弯曲肘部，使其指向正后方（不要让手肘伸向两侧）。

4. 吸气，双手发力压向地面，同时抬起躯干和臀部，身体略微前倾。以眼镜蛇式（72页）抬起身体，然后将大腿和小腿抬离地面，用脚背的力量支撑在垫子上。

5. 呼气，放松颈部，同时双腿发力，将肩胛骨稍稍往后拉。抬头望向天空，做几次深呼吸。

6. 结束这个体式时，将腿、躯干和头轻轻地放回地面。

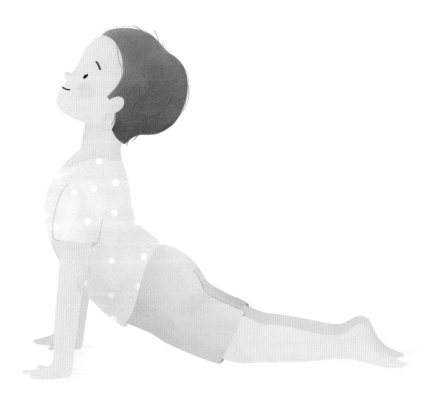

骆驼式

适合 4 岁及以上

 充满活力

这个体式有助于增强体质并增加脊椎的柔韧度，在肩部和胸部紧张时做尤其好用。做时一定要缓慢、小心地移动，以保护腰部。这个体式与车轮式（138 页）有相似的益处，膝盖着地的做法也可以增加稳定性。留意颈部的感觉。如果有必要的话，可以稍微收一下下巴，以保护颈部不会过度拉伸。呼吸时，感受胸部和肩颈部打开的感觉。

1. 从蜡烛式（88 页）开始。如果喜欢提拉的感觉，可以将脚趾顶地，撑起脚跟；若想要获得深层次的拉伸，则脚背着地。

2. 将双手放在臀部两侧，然后将手肘向后旋转，使其指向正后方。手也可以移动到臀部或盆腔的后侧。

3. 核心发力，臀部稍微向前顶，准备抬起上半身。

4. 手部发力，同时向上拱起胸部，轻轻地将肩胛骨向下拉，保持肩颈部放松。

5. 保持平衡后，你可以尝试用手去抓你的脚跟，或者保持手放在臀部的姿势也可以。

6. 做几次深呼吸。

7. 结束这个体式时，调动核心力量，将双手收回到臀部。慢慢地将身体抬起来，然后再抬起颈部和头。

8. 用幼犬式（126 页）或婴儿式（60 页）进行拉伸，以平衡这个体式的后弯。

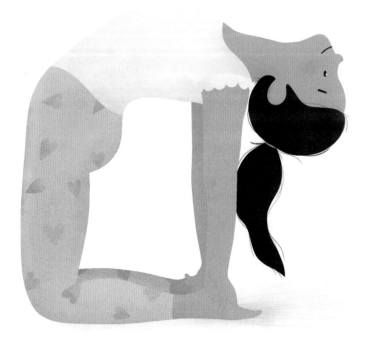

车轮式

适合 5 岁及以上

 充满活力

这是一个具有挑战性的后弯动作，有惊人的振奋效果。年轻的体操运动员和舞蹈家想必也超爱这个动作的。做车轮式的时候，你的整个视野全部颠倒过来，同时整个胸腔被用力地打开了。孩子会很自然地去尝试并想要达成这个体式，因为它看起来很好玩儿。重要的是要提醒孩子（和你自己）在做这个体式的时候不要忘了呼吸，以及你们的最终目标并不是要完美地展现这个姿势。用练习这个体式的过程，去教授孩子耐心和开放的成长心态是再好不过了。

1. 开始时平躺在垫子上。

2. 弯曲膝盖，将脚拉向臀部。

3. 向天花板举起双手，然后将手下放到耳朵边上，手掌向下，手指面向脚的方向。

4. 吸气，放松身体。

5. 呼气，手脚发力，调动核心力量，将臀部和胸部尽可能抬高。

6. 头向后垂，放松颈部。做几次深呼吸。

7. 结束这个体式时，臀部回到地面，将下巴收进胸腔，同时脊椎慢慢降低回到地面。

8. 将双手放在肚子上，保持膝盖向上弯曲的状态，缓慢地呼吸几次。

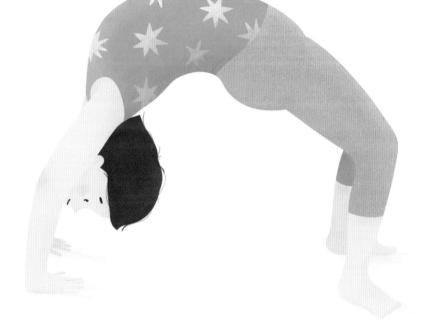

弓式

適合 4 岁及以上

 充满活力

弓式是一个后弯式，其独特之处在于做时肚子紧贴地面、背部呈弓形后弯。弓式可以打开心胸并帮助消化。注意不要在肚子很饱的时候练习这个体式，不然可能会感觉胃不舒服。弓式还有助于开发想象力，你可以为那些有冒险精神的孩子编一个简单的瑜伽故事。想象用这把弓瞄准你的愿望和目标，然后让箭在视线范围内顺利（和安全地）降落。

1. 面朝下趴在垫子上，双腿在身后伸直。

2. 将双脚抬起并向下身拉近，然后深吸一大口气。

3. 呼气，抬起躯干和胸部，双手向后伸，抓住脚的外缘。

4. 吸气，然后呼气，同时将双脚用力顶住手，将大腿抬离地面，让整个腿部形成一个向上的拱形。让腹部变得柔软，同时放松眼部，视线柔和地看向前方。保持这个姿势做几次呼吸。

5. 轻轻地将肩胛骨往后拉，放松肩膀。

6. 结束这个体式时，双腿回到地面，松开抓住的双脚，缓慢回到趴着的姿势。

小贴士

• 在弓着的时候可以轻轻地摇晃身体。孩子们往往很喜欢这样滚来滚去的动作。

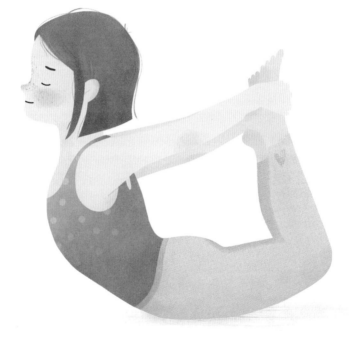

站姿劈叉式

适合 7 岁及以上

 平和

这是一个有趣并会让你成就感满满的挑战。记住，后腿抬起多高并不重要，重要的是保持臀部与地面平齐，并在找平衡的同时保持呼吸。如果你意识到自己开始有点憋气的迹象，请重新调整！灵活的小家伙们可能比成年人更容易掌握这个体式。按照自己的节奏进行练习即可，并鼓励他人一同享受这种摇摇晃晃的乐趣。

1. 从山式（54 页）开始。

2. 深吸一口气。当你呼气时，做加强前屈伸展式（56 页）。注意膝盖关节不要锁住；保持膝盖略微弯曲可以避免它们受伤。

3. 深吸一口气，双手稍微向前挪动一点。如果手够不到地面，可以在手下面垫一块瑜伽砖或者一摞书。将身体重心转移到右脚上。

4. 呼气时，将左腿伸到身后。抬腿的同时保持腿和臀部不向外翻转。

5. 做几次深呼吸，放松肩颈部，左腿持续发力向上蹬。

6. 如果你感觉自己很稳并且信心十足，就将你在地面上的手慢慢移动到右脚旁边。

7. 深呼吸几次。

8. 结束这个体式时，轻轻放下抬起的腿，与站立的腿并拢。在前屈的状态下吸一口气，然后起身。

9. 换边重复上述动作。

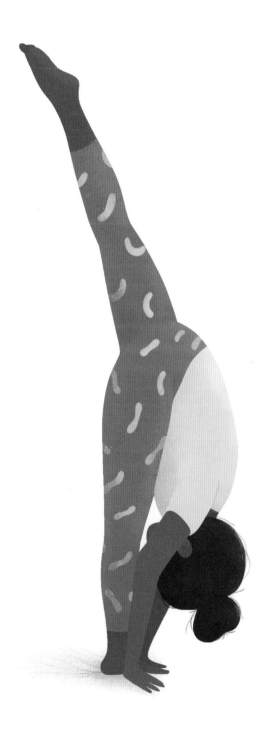

高弓步扭转

适合 5 岁及以上

 安定

 平静

高弓步扭转可以强健腿部，同时使核心、臀部和肩部得到锻炼。当教年幼的孩子"调动核心"时，你可以简单地说："感受你的腹部——呼吸的时候，感觉那个位置特别有劲儿。"重要的是不能给过多的指示，不然孩子可能会产生不必要的紧张。这个有力的扭转挑战可以培养孩子们的专注力和平衡力。

1. 以高弓步式（94 页）开始，右脚在前。

2. 将左手放在右脚内侧的地面上。你可以在手的下面垫一块瑜伽砖或一叠书来作为额外的支撑。

3. 吸气，将右臂伸向天空，然后呼气，同时向右扭转。

4. 轻轻地将肩胛骨往下拉，放松肩膀，拉伸脊柱。

5. 深呼吸几次，感受躯干和手臂的伸展，以及下半身的稳定。

6. 结束扭转的时候，回到高弓步式。换边重复上述动作。

小贴士

• 为了使这一体式对孩子们来说更有趣，可以将手从地面上抬起，并在保持扭转的同时抬起上半身。张开双臂并轻微伸展几下。将后侧脚旋转至 45 度，然后在对面以战士二式（82 页）张开双臂，也轻微伸展几下。接着，用脚尖转动，再次抬起身体进入扭转姿势，并张开双臂轻微拉伸几下。这是为体势增加节奏感和平衡感的绝佳方法。

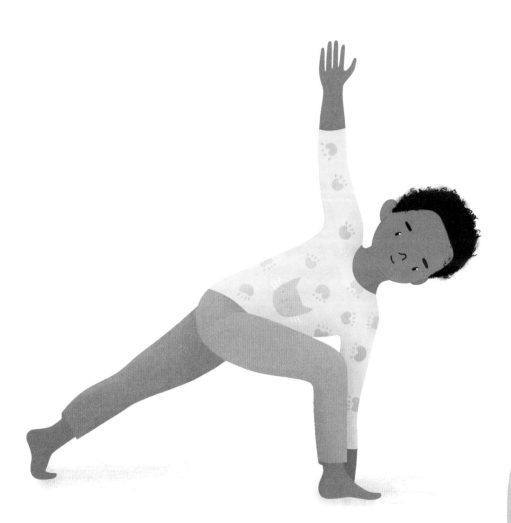

CHAPTER

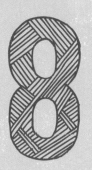

第八章

平衡式

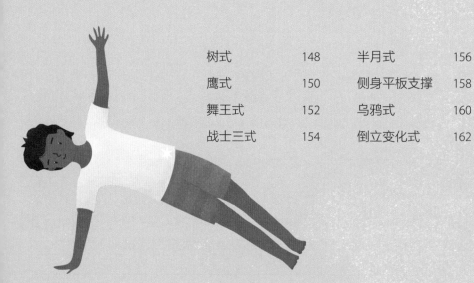

平衡式很受孩子们的欢迎，因为他们喜欢单脚站立或是身体单边支撑的挑战（不信就看看他们有多喜欢侧身平板支撑这个体式，154页）。在做平衡式时，目光聚焦的位置会对你的感受产生很大的影响。当你学会将目光聚焦在一点时，你就达成了身心一致的境界。最神奇的是，这些体式可以让人很快平静下来。请记住，摇晃和跌倒是完全正常的！如果你的孩子开始故意摔倒或动作过于夸张的话，问问他为什么想这样做，并向他展示如何安全地摔倒。根据经验来看，一旦我们允许孩子跌倒，他们反而不太想为了扮蠢而故意跌倒。在练习平衡式的时候保持呼吸节奏，以此来提升注意力和缓解压力。鼓励孩子在探索这些体式时感受身体的稳定、踏实，以及自己的耐心和信心。

树式

适合全年龄

 平静

树式是新手学习平衡和稳定概念的一个基础体式。当单脚站立并保持平衡时，可以尝试移动腿和手臂到不同的位置。树式也有助于激发我们的想象力，因为你可以"变成"任何类型的树，或者在练习时想象自己在森林里探险。

1. 从山式（54页）开始。

2. 将重心转移到左腿上，然后将目光聚焦在前方地面的一个点上。

3. 将右膝向房间右侧外翻。

4. 抬起右脚到左脚脚踝处，然后将右脚掌抵住左腿的小腿内侧。

5. 双手合十顶在胸口处，然后吸一口气。

6. 左脚紧紧压住地面，然后抬起手臂，保持手掌合十。

7. 找到平衡后，将右脚慢慢向上挪动，注意要顶在膝盖上。

8. 如果想要更多的挑战，把右脚一直拉到大腿内侧。保持这个姿势深呼吸数次。

9. 结束这个体式时，放下右脚，与左脚并拢。

10. 换边重复上述动作。

小贴士

· 把这个体式玩出花样来！高举双臂，假装它们是迎风摇摆的"树枝"。

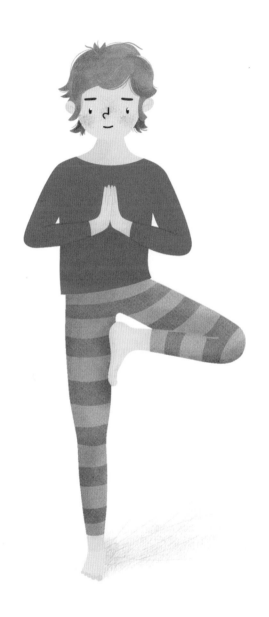

鹰式

适合 7 岁及以上

 平静

准备好用鹰式起飞吧！在练习与呼吸产生连接的同时建立信心和稳定性。鹰式有助于打开臀部，改善平衡，还能平复心情。提醒你的家人，做这个体式时摔倒是完全可以的！如果有摔倒的倾向，请把抬起的脚放下，重新找到呼吸节奏，然后用玩耍的心态再试一次。

1. 从山式（54 页）开始。

2. 弯曲膝盖，把右膝放在左膝上，大腿内侧贴在一起。将屁股向地面压低，用左脚保持平衡。如果感觉不稳，请弯曲右膝，将右脚踝搭在左膝上，做一个数字"4"。保持这个姿势深呼吸几次。

3. 吸气，抬起双臂。将左右手肘交叉，左手在下，手掌合拢。呼气，将前臂远离脸部，感受肩胛骨之间的拉伸。做几次深呼吸。

4. 结束这个体式，松开双臂，放下右腿，双脚并拢。

5. 换边重复上述动作。

小贴士

- 开始练习鹰式的时候，可以躺在地面上。有了地面的支持，身体能够更轻松地理解这个体式的位置。尤其是在孩子总想要完美地完成每一个体式，但站姿又太难的时候，让他们躺下可能很有帮助。你也可以在吸气时抬起手臂（保持手臂扭着的姿势），然后在呼气时将手臂拉回到胸前，从而增加节奏感。

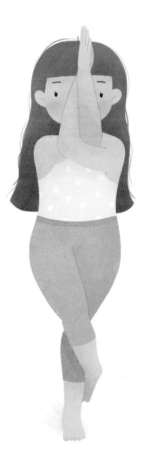

舞王式

适合全年龄

 恢复精神

舞王式既是一个平衡体式，也有后弯的成分在。小家伙在保持这个优雅的姿势时，会很开心地假装自己是一个芭蕾舞者或花样滑冰运动员。每当你感觉自己快要摔倒时，可以把脚放下然后重新试一次。你也可以把后脚抵在墙上来获得额外的支撑。

1. 从山式（54页）开始。

2. 吸气，将重心转移到右脚上，然后左腿向后抬起，用脚去够你的屁股。

3. 呼气，左臂向后伸，抓住左脚外侧。

4. 深呼吸，将目光聚焦在前方地面上的一个点，保持视线稳定、柔和。

5. 再次吸气，左脚用力抵住左手。如果腿筋太紧，手不能完全够到脚的话，可以借助一条毛巾或弹力带。

6. 右臂向前伸直，与地面平行。

7. 做几次深呼吸。

8. 结束这个动作时，放下左腿，回到双腿并拢的站姿。

9. 换边重复上述动作。

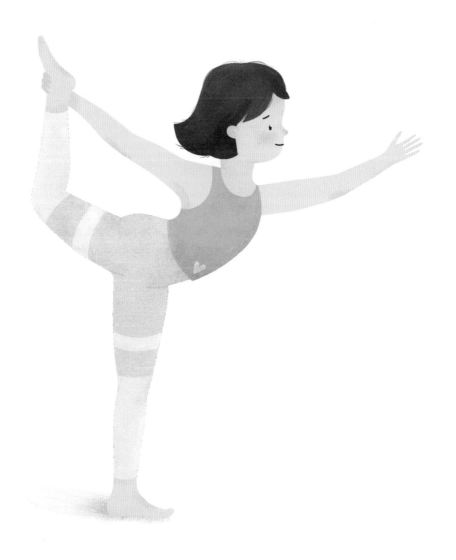

战士三式

适合 5 岁及以上

 恢复精神

战士三式也被称为"凶猛的战士"。虽然是个充满挑战的平衡式，但做时同样需要保持放松、平和的心态，以及稳定的呼吸节奏。关键是通过站立腿向下扎根，并保持后腿有力和活跃。提醒孩子，一名真正的战士是强大而平静的。也可以后脚抵墙来练习这个体式，以获得一些额外的支持。

1. 从战士二式（82 页）开始，右脚在前。

2. 左脚的脚趾和脚掌发力踩在地上，脚跟向上提起。

3. 吸气，将重心转移到右脚上，然后向后抬起左脚，使腿与地面平行。

4. 手臂向前伸，掌心相对，同时想象身后有一堵墙，用向后抬着的腿发力去顶住它。呼气。

5. 将目光聚焦在身前地面的一点上。

6. 保持这个姿势坐几轮深呼吸，精力集中，身体稳定。

7. 想要结束的时候，把后脚放下来即可。

8. 换边重复上述动作。

小贴士

• 做这个体式的时候，想象身体是一架飞机，然后问问孩子他想飞去哪里。当你保持这个体式时，向孩子讲述你在路上看到的景象。结束的时候，假装你的飞机在机场降落。我女儿经常要求去纽约，我就陪她赞叹沿途看到的落基山脉，最后确保在肯尼迪机场降落，再带她吃航站楼里的快餐。

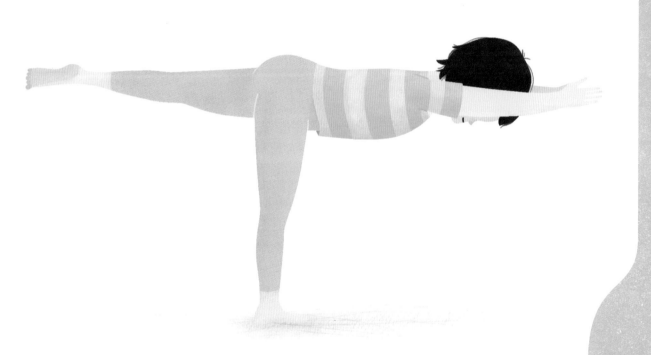

半月式

适合 5 岁及以上

 恢复精神

半月式是另一个充满挑战的平衡体式，同时有助于拉伸侧体。与战士三式（154 页）或站姿劈叉式（142 页）相比，半月式的最大区别是臀部侧着打开，而不是向正后方那样与地面呈直角。你可以靠墙练习这个姿势，后脚抵住墙可以更加稳定。

1. 从侧角式（92 页）开始，右脚在前。

2. 凝视右膝前的一点，重心前倾，右臂离开大腿。

3. 吸气，左脚发力，然后向后蹬出去，使左腿与地面平行，臀部侧着打开，同时将右手着地，手的位置应该在肩膀正下方。可以在右手下面垫一块瑜伽砖或一摞书以获得更多的支持。将视线投向房间的一侧，左臂向天空抬起。

4. 呼气，通过后腿和双臂尽情伸展身体。轻轻地将肩胛骨往下拉，放松肩膀。做几次深呼吸。

5. 想要结束这个体式的时候，轻轻地将左脚放回地面。

6. 换边重复上述动作。

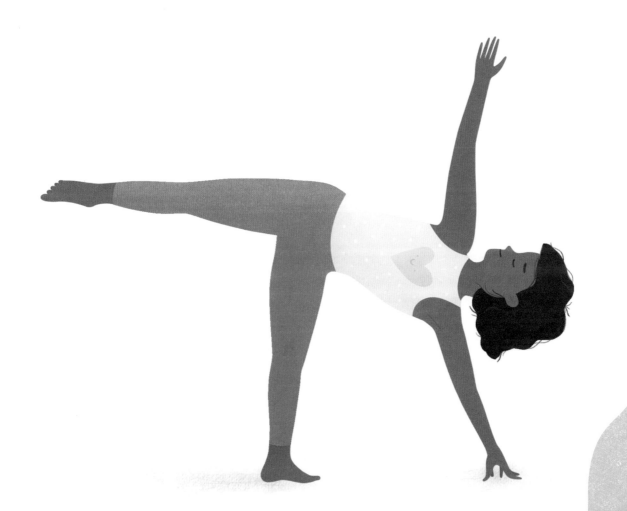

侧身平板支撑

适合 5 岁及以上

 充满活力

 增添力量

　　侧身平板支撑需要双臂的平衡，也能训练全身的力量。如果感觉自己的力量不是很够，可以将下侧的膝盖着地，以增加稳定性。随着时间的推移，你会发现自己在两边做这个体式都能更持久。这是一个具有挑战性的姿势，所以更要记住保持呼吸节奏，享受它的乐趣才是最重要的!

1. 从平板式（68 页）开始。

2. 深吸一口气，将重心转移到右手上，然后身体向右侧反转，使右脚外侧着地。

3. 双脚并拢，左臂向上伸，使其与右臂成一条直线。保持臀部抬高，右手紧紧按在地上。

4. 呼气，目光稳定地投向房间侧面。核心收紧，脖子和脸部放松。左臂保持向上伸的状态，这样有助于提拉整个身体。保持这个姿势，做几次深呼吸。

5. 结束这个体式的时候，回到平板式即可。

6. 换边重复上述动作。

小贴士

- 做这个体式时，可以跟孩子玩"跟我做"（184 页）的游戏。打响指、挥手，或者出怪声都可以。让孩子们留意这样的幽默感是否会把他们的注意力从正在用力的手臂上移开。

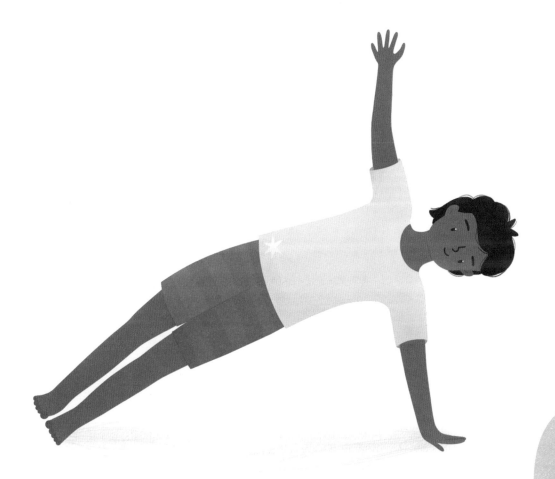

乌鸦式

适合 5 岁及以上

 充满活力

 增添力量

乌鸦式仅依靠手臂进行平衡，孩子会很喜欢这样的身体挑战。反而是成年人会更有可能被这样的挑战吓住。用练习这个体式的过程示范和教授什么是"成长心态"，因为最终达成这个体式可能需要花上数月（或数年）的时间。这个体式可以培养平衡力，增强手臂力量，同时让你学习如何有效分布身体重量。

1. 从青蛙式（96 页）开始。

2. 将手臂伸向地面，肩膀放低至膝盖中间。

3. 双手发力按住地面。将目光聚焦到面前的一点上，然后持续注视它。

4. 吸气，踮起脚尖；然后呼气，弯曲肘部，将小腿抵在上臂背面。

5. 核心发力，尝试将一只脚抬离地面。然后放回这只脚，再试着抬起另外一只脚。

6. 吸一大口气。呼气时，保持核心发力的状态，将两只脚一起抬离地面，膝盖靠在手臂后面，想象你的手臂是两个小架子。头向着你视线的方向略微前倾，这样可以向身体前部转移一些重量。

7. 将注意力放到呼吸上。深呼吸几次可以帮助稳定这个姿势。

8. 结束时，双脚回到地面上即可。

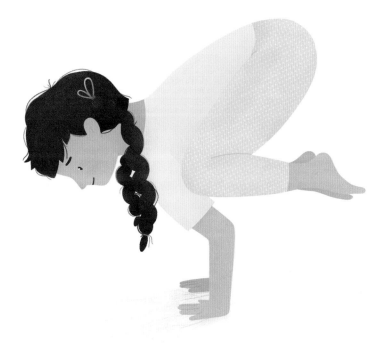

倒立变化式

适合 7 岁及以上

 充满活力

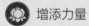 增添力量

这个有趣的倒立体式需要你有很好的幽默感、成长心态和高度集中的注意力。倒立式能让人动起来，对那些喜欢挑战的人尤为有吸引力。孩子们观察大人尝试的时候也会很开心。你可能会惊讶地发现，他们会密切留意你的进展，其程度不亚于留意他们自己。倒立变化式相比正常倒立更加有趣、安全，在做的时候去感受手臂平衡的稳定性，并为之后的倒立式打基础。

1. 将瑜伽垫靠在墙边，确保四周各个方向都有足够的空间。

2. 从桌面式（58 页）开始，脚底紧贴墙壁。

3. 双腿逐渐向墙上走，直到臀部与身体成 90 度，整个身体看上去像一个"L"字形。

4. 将视线保持在手的正前方，想象呼吸的气流涌入颈部，这样即使身体的其他部分正在努力工作，颈部也会保持柔软。确保肩膀的位置在手腕的正上方。

5. 双手发力按住地面，右脚也用力压在墙上。

6. 调动核心肌肉，将左腿向上高高抬起。

7. 找到平衡后，尝试右脚发力推离墙面，与左腿并拢。感受肩部的强壮，保持深呼吸。

8. 结束这个体式时，把双腿安全地放下来，回到下犬式（66 页）或婴儿式（60 页）。

9. 重复上述动作，这一次先抬右脚。让孩子们留意是否有任何不同的感受，或者他们更偏向于哪只脚先抬起来。

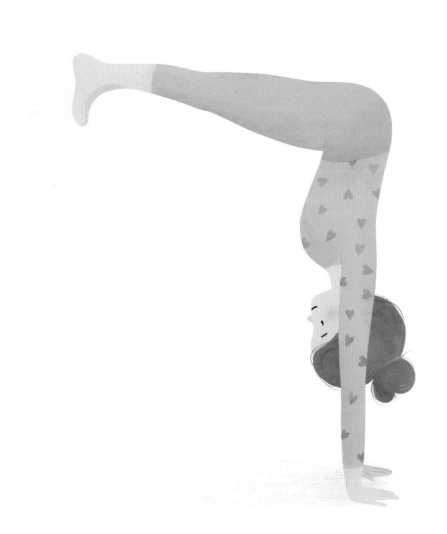

CHAPTER

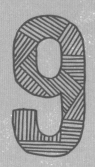

第九章

同伴体式

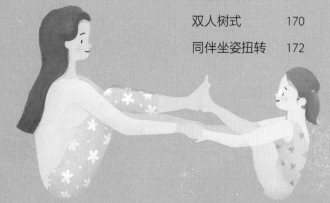

不论是在家里还是出行路上，同伴体式都会让你的瑜伽练习充满乐趣。孩子往往会很喜欢这些体式的互动性，练习过程中大家有更多交流和欢笑的机会。同伴体式是培养专注力、团队合作和同理心的简单方法。同时这些体式还有助于练习非语言交流的技能，比如眼神接触（动作允许时）和点头。在做搭档姿势时，一定不要太严肃，要让每个人都知道笑和犯傻是完全可以的。提醒孩子们注意呼吸和集中注意力，这样才能减少受伤的可能性。

对于 3 岁左右的孩子来说，最好和一个成年人一起练习这些体式。4 岁及以上的孩子则可以和兄弟姐妹或朋友，或者成年人一起练习。

双人犬式

适合全年龄

 恢复精神

双人犬式做起来就像它的名字一样简单而有趣。它基本上是两个人叠加的下犬式。第一个人做好下犬式后，第二个人将他的后背当作地面，踩在上面做。这是一个教授团队合作和有效沟通的好体式。让孩子们互换着做"上面的狗"，这样他们都能享受到用脚摩擦对方背部的乐趣。

1. 伙伴 A（成人）做下犬式（66 页）。

2. 伙伴 B 从加强前屈伸展式（56 页）开始，脚跟在伙伴 A 的手指尖前面。

3. B 小心地将脚挪到 A 的背上，根据需要调整手的位置。

4. B 将双脚放在 A 的腰部侧面，用脚轻轻地顶住 A 的背部。

5. 两人保持这个姿势，进行几轮呼吸。

6. 结束时，B 将手向前移动一点，为脚争取一些下落的空间，然后把脚轻轻放下来到 A 的手外侧。

7. 如果大家都觉得可以保证安全，可以交换角色再试一次。

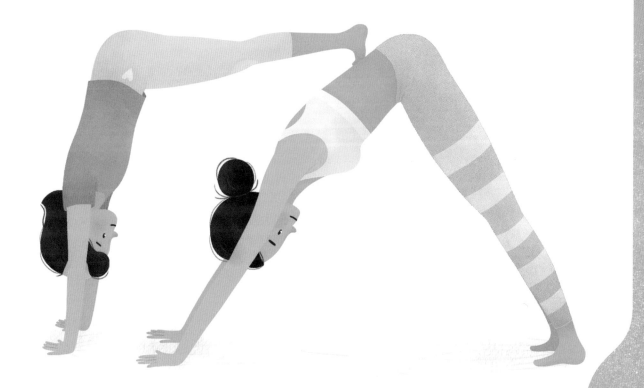

背靠背幻椅式

适合全年龄

🪷 恢复活力

这个体式需要很强的沟通能力，从地上站起来的部分对于孩子来说是个很有趣的挑战。参与的双方都会训练到核心力量和平衡感。双方需要配合调整到合适的位置，这个过程也能培养共情力、倾听，帮助彼此建立连接。

1. 伙伴 A 和伙伴 B 背靠背坐在地板上。

2. 双方都将膝盖向上弯曲，并将肘部在身后挽在一起。

3. 注意适当地分配身体的重量（大人可以要求小孩子更用力地往后靠），伙伴双方的背部都应该发力去抵住对方，脚也要用力踩在地板上。

4. A 和 B 一同起身，同时做幻椅式（86 页），保持肘部相连的状态。

5. 保持这个姿势，做几次深呼吸。当双方都准备好时，再商量着一起坐下。

6. 要坐下的时候，双方的腿部肌肉都慢慢发力，引导彼此逐渐回到坐姿。

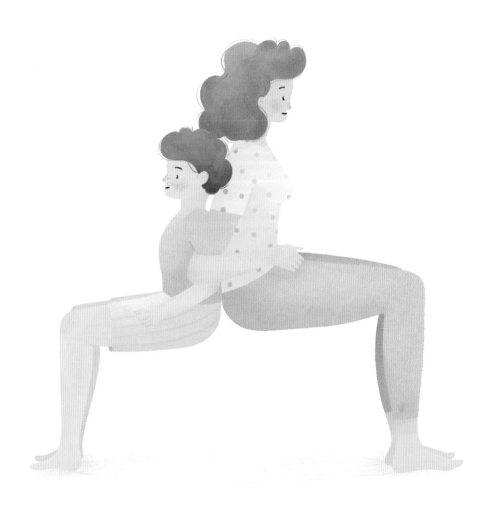

双人树式

适合全年龄

 恢复活力

双人树式是一个简单的合作体式，适合所有年龄段的成年人和儿童，有助于提高平衡能力，同时鼓励眼神交流（在条件允许的情况下）。孩子可能会很快掌握这个动作并一起跟着做，假装变成不同地方的各种树可以增添许多趣味。

1. 从树式（148 页）开始，两个人面对面站立。

2. 使你们的姿势呈镜像：如果 A 右腿着地，那么 B 就左腿着地。

3. 两人一同举起手臂，在"树顶"将手按在一起。（如果其中一方明显较高，可以直接去拉较矮一方的手）

4. 做几次深呼吸，将你们的树站得直直的，然后可以看向彼此，进行眼神交流。

5. 结束时，两人一起放下抬着的脚，与在地上的脚并拢，手臂也可以放下来。

6. 换边重复上述动作。

小贴士

- 试着在保持姿势的同时让你的"树枝"随风摇摆。也可以假装树的动作随着天气不同而变化。

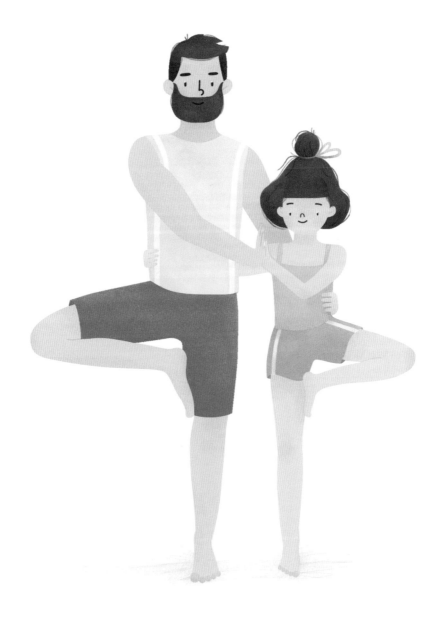

同伴坐姿扭转

适合全年龄

 平静

这是一个舒缓且有地面支撑的上半身拉伸运动，不需要任何杂技技巧或平衡能力。在日常练习或合作练习的一开始使用这个体式可以很好地吸引看起来心不在焉的小家伙。

1. 双方面对面以至善坐式（114 页）开始，膝盖相碰。

2. 两人都将右臂伸到自己的下背部。

3. 各自伸出左手去抓对方的右手。如果够不到，可以由一个伙伴拿着毛巾，双方各抓住毛巾的一端。

4. 加深扭转的力度，如果做得到的话可以尝试抓住对方的手腕，以得到进一步的拉伸。

5. 换边重复上述动作。

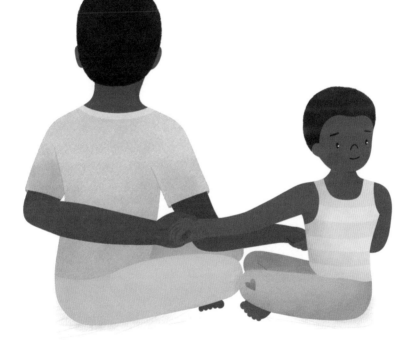

飞机式

适合全年龄

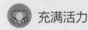 充满活力

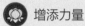 增添力量

这是一个经典动作！放飞你的想象力，享受这段旅程吧。如果是大人和孩子一起做的话，大人应该是伙伴A。兄弟姐妹和朋友也可以一起做，但如果体型相差较大，较大的孩子应该做伙伴A。想象你们一起去公园、喜欢的游乐场，甚至另一个国家，动作本身还能提高平衡能力和身体觉知。

1. 伙伴A平躺在地上，膝盖向上弯曲。

2. 伙伴B站在A的膝盖前面。

3. A将脚轻轻地抵住伙伴B的腹部，并握住B的两只手。

4. B向A的方向渐渐前倾，同时A用脚举起B，然后伸直腿，双手紧紧抓住B。

5. B在A的支持下在天上"飞行"。

6. 在合适且能保证安全的情况下，交换角色再做一次。

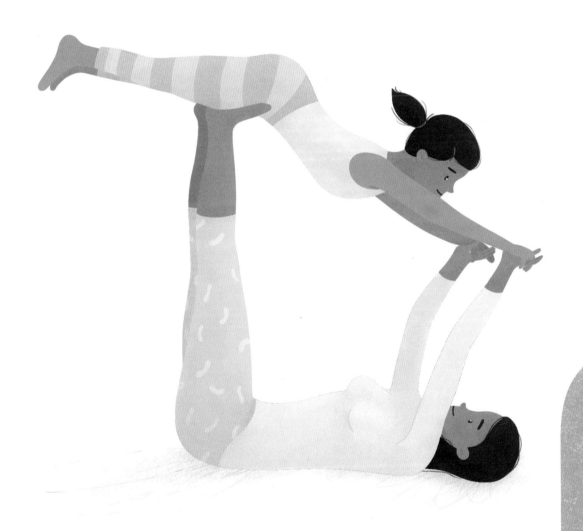

双人门闩式

适合全年龄

 充满活力

这是个很好的侧体拉伸式，着地的膝盖提供了来自重力的支持和牢固的基础。

1. 从蜡烛式（88 页）开始，双方面向同一侧平行跪立，相距大概 12 英寸（约 30 厘米）。A 的左腿在两人中间，而 B 则是右腿在中间。

2. A 将左腿向着垫子的中间和 B 的方向伸展，B 将右腿向着垫子的中间和 A 的方向伸展。

3. A 举起右臂，越过右耳伸向 B 的左手；而 B 则是举起左臂，越过左耳将手伸向 A。两人的手臂在空中形成一个拱门或彩虹的形状。

4. 将手掌按在一起，或在拱形的顶部握手，保持姿势做几次深呼吸。

5. 留在下面的手也可以握住对方。

小贴士

• 用想象力去开关这扇门吧。头顶的手松开、双方挺直上身——这样就是开门。要关门的时候，再倾向彼此然后拉起手来。

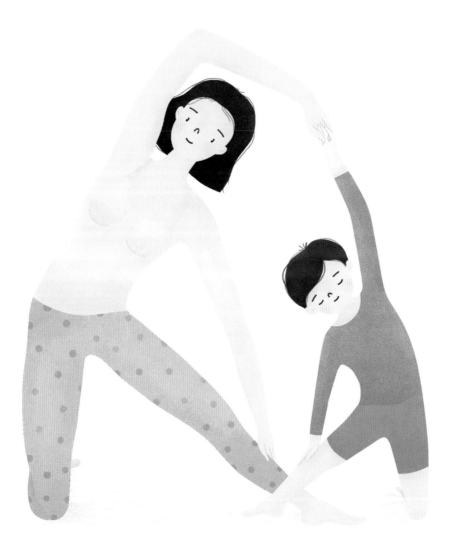

双人船式

适合全年龄

 充满活力

 力量训练

划着你们的双人小船来一次水上探险吧。这个体式能培养大家团队合作的意识，同时训练如何调动核心来释放能量。它也需要一定的平衡能力和对自己极限的了解。如果同伴之间体型差异较大，腿可能没办法伸直。只需要做到你能做的就好，重要的是享受这个过程。

1. 开始时两人面对面坐在地上。同伴各自向上弯曲膝盖，脚平放在地上。

2. 两人同时抬脚，脚掌相对踩在一起，使腿部像一根相连的杆。可以抓住对方的手以产生更深的连接。

3. 保持手脚相连、膝盖弯曲的姿势，双方将后背挺直，想象身体顺着脊椎延展。

4. 在手脚持续连接的情况下，双方开始慢慢将膝盖伸直，到两人都舒服的程度就停下来。

5. 如果膝盖无法伸直，保持弯曲即可。保持这个姿势一起做几次深呼吸，保持眼神交流，也可以对彼此微笑。

6. 结束时，将脚放回地面，并松开拉着的手。

小贴士

• 想要多一点挑战的话，可以为你们的动作计时，看看两个人能一起撑多久。

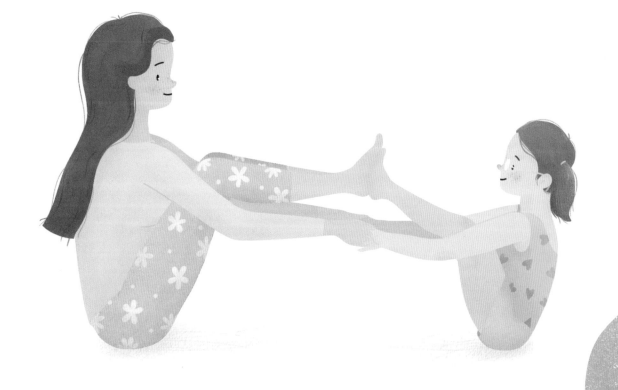

双人平板支撑

适合 7 岁及以上

 充满活力

 力量训练

这是一个充满挑战性的体式，同时结合了力量训练和团队合作。在大多数情况下，撑在地上的伙伴 A 需要是个成年人。A 必须能够在这个姿势中撑起 B，而这需要双方相互信任。对于那些喜欢身体和精神挑战的人来说，可以设定一个倒数的计时器，两人要保持姿势到规定的时间才能结束。不要忘了注意呼吸节奏！

1. 伙伴 A 从平板式（68 页）开始。

2. B 双脚站在 A 小腿旁边的地面上，跨过 A 的身体，面朝相反的方向。

3. B 向下弯腰，抓住 A 的脚跟和脚踝的背面。

4. B 双脚向后退，然后轻轻地将脚放在 A 的上背部或肩部。

5. 一起做几次深呼吸，感受身体的力量。

6. 结束时，B 将脚从 A 身上放下来，然后慢慢地将手从 A 的脚跟上抬起，起身回到站姿。A 可以降低身体趴在地上。

小贴士

- 双人平板支撑加四肢支撑是这个体式的进阶版本。在双方都稳定的情况下，A 可以做一个四肢支撑式（70 页），而 B 在上面保持平板支撑的姿势。从一个四肢支撑式开始，觉得自己足够强壮的时候再逐渐往上累加。

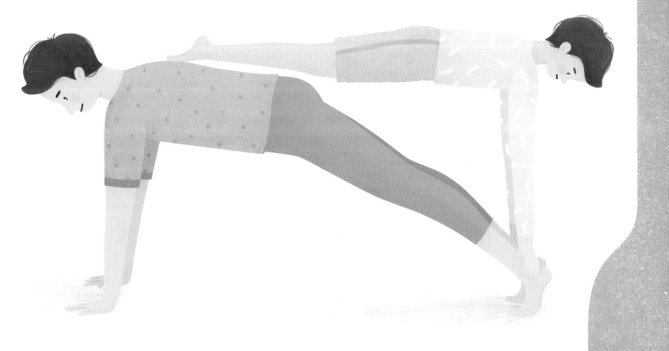

CHAPTER

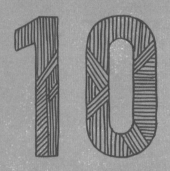

第十章

瑜伽游戏

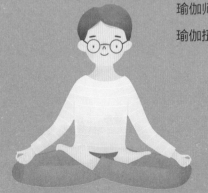

游戏是鼓励孩子参与练习的好方法，不论是瑜伽体式、呼吸，甚至是冥想。这些游戏非常适合在家里与两三个孩子或一群孩子一起练习。用游戏开始瑜伽训练能成功引起每个人的注意，让孩子们轻松转换到瑜伽的思维框架。如果你发现孩子特别喜欢其中某个游戏，一定要在每次练习中反复使用，这样孩子就会对它有所期待。你也可以通过答应玩他们最喜欢的游戏来吸引他们参加练习。这些游戏都很简单，可以在任何地方玩，也没有时间上的限制。

跟我做

适合全年龄

 恢复活力

这个游戏是开始瑜伽练习的一种有趣的方式。它用简单且有节奏的动作吸引孩子，帮他们集中注意力。请孩子们学着做你的动作，带他们完成一系列的跺脚、拍手、打响指，甚至看起来有点蠢的舞蹈动作——随你自由发挥！孩子们喜欢这个游戏的节奏感和模仿你的样子，并且你还可以不用讲话。"跟我做"可以无缝衔接到接下来的瑜伽练习中。

1. 从山式（54 页）开始，深吸一口气。

2. 跺两下右脚，然后让在孩子跟着你做。重复几次。

3. 换左脚再重复几次。

4. 拍两下手。

5. 拍两下手，然后跺右脚，接着跺左脚。

6. 示范如何深呼吸：吸气，双臂高举，在头顶击掌；呼气，双手在胸前合十。

7. 做一个看起来傻傻的动作，比如像海带一样晃动整个身体。

8. 继续做其他动作或发出一些声音，然后用一个瑜伽体式来结束这个游戏。

坐电梯

适合全年龄

 恢复活力

这个游戏节奏快且有趣，有助于加强核心肌肉和下半身力量。这是从幻椅式（86页）演变出来的花样玩法，但孩子们可能根本不会发觉！孩子之所以会喜欢这个游戏，是因为它需要注意力高度集中，并且充满期待感。当一个人喊出不同的楼层时，每个人都假装自己是一部电梯。电梯越低，孩子的"椅子"就越来越向着地面沉下去。

1. 参与者面对面站在瑜伽垫的中间位置。

2. 随机喊出一个在 1~10 之间的楼层数。

3. 楼层越低，大家以幻椅式（86页）下蹲的程度就越大。

4. 在不同楼层之间快速移动，比如从 1 马上跳到 10，以此增添更多的乐趣。更犯傻的选择是增加一个巨高的楼层，比如从 5 直接到 33，然后两个人一同跳起来。

5. 也可以在某一个楼层忽然停住，让大家保持一个姿势不动。

6. 几轮之后，换另一个人来喊数字。如果参与者更多，不妨时不时交换一下，使每个人都有机会带领游戏。

瑜伽师说

适合全年龄

 恢复活力

这个游戏是瑜伽版的"西蒙说"。使用基本瑜伽体式（见第四章，52~75页），自由组合你给出的指示。这里的脚本只是提供了一个参考范例。这个游戏会随着你的个人创造力而变得生动。开始之前，观察参与者的兴奋／劳累程度，来决定你是想要一个快节奏、充满能量的环节，还是使用相对平和的体式组合。游戏的最后，用缓慢的深呼吸来放慢节奏，直到结束。

1. 瑜伽师说"下犬式"。

2. 瑜伽师说"抬右腿"。

3. 瑜伽师说"把右腿放回地板上。"

4. "抬左腿。"（看看是否有人被骗了）

5. 瑜伽师说"蜡烛"。

6. 瑜伽师说"点燃蜡烛"。

7. 瑜伽师说"吹灭蜡烛"。

8. 瑜珈师说"树"。

9. 瑜伽师说"至善坐"。

10. 瑜伽师说"做 2 次长而深的呼吸"。

11. 几轮之后，换人发口令。

⊖ 西蒙说游戏玩法：一位玩家发出动作口令。当口令是以"西蒙说"开始的时候，其余玩家照做该动作。反之，如果口令没有从"西蒙说"开始，其余玩家保持不动。比如，口令是"西蒙说'蹲下'"，则大家应该蹲下；如果口令是"蹲下"，则大家应保持不动。

瑜伽扭扭乐

适合全年龄

 恢复活力

这是用来哄骗孩子热身或做瑜伽的简单方法。游戏依赖于一个简单的指令：叫出的身体部位是唯一可以接触瑜伽垫的部位。孩子会喜欢这种期待感，很多孩子也会喜欢这种发号施令的感觉。以这里提供的脚本做参考即可。

1. 只有肚子。

2. 一只手，一只脚。

3. 两只手，两只脚。

4. 两边的胳膊肘和膝盖。

5. 只有屁股。

6. 两只脚。

7. 一只脚。

8. 几轮之后，换人发指令。

摆个 Pose

适合全年龄

 恢复活力

瑜伽版本的"1、2、3，木头人！"这是个帮助孩子们记住不同体式名称的好方法，也可以为他们提供一个有趣、充满活力的环境来尝试新体式。

1. 播放一些有趣的、你和孩子都喜欢的音乐。

2. 随着音乐尽情舞动，怎么开心怎么来。

3. 暂停音乐。当音乐停止时，做任何瑜伽体式。如果孩子想不出该做什么，就给他一些提议。

4. 恢复音乐并重复这个过程。

镜像游戏

適合全年齡

 平静

这个游戏培养注意力、合作和观察力。作为一个无声的游戏，放在放松或冥想前非常适合。

1. 参与者们面对面站 / 坐在瑜伽垫上，并明确表示这是一个无声的游戏，所以不允许说话。

2. 一个人开始做一个简单的动作，其他人模仿这个动作。

3. 保持缓慢、有觉察的动作和呼吸，然后逐渐开始做一些瑜伽体式。

4. 设一个计时器，时间到了就换人带领。

5. 如果想让游戏有放松的效果，可以用冥想或休息式（196 页）来结束。

瑜伽故事时间 1

适合全年龄

 恢复活力

这个游戏很好地将故事和想象力融入了瑜伽练习。这里提供的是一个故事和瑜伽序列组合的例子。你可以直接照做，或用对你们都有特殊意义的地点和物体来创造你自己的故事。

1. 告诉大家你接下来要讲一个瑜伽故事，每当一个瑜伽体式的名称被提及的时候，大家都跟做这个体式并保持姿势 5 秒。

2. 很久很久以前，我经历了一次史诗般的冒险。我想去看看日本的寺庙。我买了票，登上了一艘大船（船式，108 页）。

3. 航行了几天后，遇到了一场风暴。船一直摇晃（大家跟着摇动），但幸运的是，我们最终安全无恙。

小贴士

- 前臂着地即可模仿海豚的样子。在腿部、臀部和脊椎位置与下犬式形态类似的情况下，海豚式还有助于增强手臂力量。

- 将手臂向外侧转，便是海豹式。与孩子一起模仿海豹啼叫时的样子，以更深度地打开上身和胸部。

4. 太阳透过云层照耀着我们，一切都很顺利。我们甚至看到了一群海豚（见小贴士，190 页）。但就在我们都开始鼓掌欢呼的时候，一群海盗突然登上了船，他们逼着我们走跳板（平板式，68 页）。

5. 大家伙儿害怕极了，可是海盗们非常强硬：你们必须离开船舱，在跳板上走！

6. 一些乘客们落水了，吃力地在海里游。但这时，我们正好漂过了一座桥（桥式肩倒立，74 页）。一些乘客爬到了安全地带。我发现桥边的岩石上有海豹（见小贴士，190 页）在晒太阳。我赶紧跑过去，把一切都告诉了他们。出乎我的意料，海豹们立即行动起来了！

7. 他们让所有乘客都爬到自己的背上，然后载着大家游回了船。我们回到了船上，当时海盗们正在很开心地开派对，有人在用跳板玩跳水！

8. 海豹跳上甲板，对着海盗们猛叫，这可把他们吓坏了！海盗们跳下船，游回了他们自己的船。为了庆祝胜利，我们一起美美地吃了一顿晚餐。快要驶入日本名古屋的港口时，我们再次拥抱了海豹以示感谢，之后它们跳下船，与远处的海豚一起游走了。

9. 天色渐晚，是时候让大家闭上眼睛，做几次深呼吸，然后休息一下了（休息式，196 页）。

瑜伽故事时间 2

适合全年龄

 平和

这是一种将瑜伽与阅读时间巧妙结合的方法。一个小贴士：几乎任何书都可以被改编成一个瑜伽冒险故事。这里提供的例子介绍了如何改变艾瑞·卡尔（Eric Carle）的一本书。讲述这个故事时，让创造力和对阅读的热爱引导你的思维。对于11~12岁的大孩子，可以让他们给正在阅读的书的每一章配一个相应的瑜伽序列。这给了他们更多的选择和自由性，也可以让他们在阅读间隙起来活动一下。

1. 为了达到最佳效果，选择一本有重复短语、名字或词汇的书，如《棕熊》《晚安月亮》或《小科学家艾达》。

2. 选一个或几个活动，将它们与这本书进行整合。如果是在晚上阅读，并想要创造一个平和的效果，就选择冥想或呼吸练习。如果是在早上，则可以尝试一些扭转体式，让大家拉伸一下。

3. 我们以艾瑞·卡尔的《棕熊》为例。

4. 说一些类似这样的开场白："我们今天来读《棕熊》，每次听到'你看到了什么'这句话时，我们就做泡泡呼吸（50 页）。准备好了吗？"

小贴士

- 如果孩子已经能够自主阅读的话，就让他来做朗读者，带你做这个练习。

5. 开始朗读，当读到"你看到了什么"时，暂停，然后做一个标准的泡泡呼吸。

6. 如果想让练习更有赋能的效果，可以融入更多的动态体式，如下犬式（66页）、树式（148页），甚至是一整套瑜伽序列。

CHAPTER

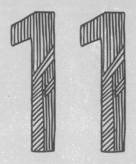

第十一章

放　松

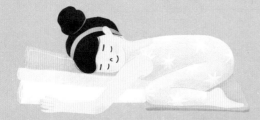

放松是瑜伽练习的一个重要组成部分。把放松完全整合到瑜伽练习中，就意味着我们认识到了放松、自我关怀与瑜伽中的动态部分和运动表现同等重要。将放松练习融入瑜伽中也可以引导家人有同样的思维，让他们能像重视游戏、瑜伽序列和动态体式一样重视放松练习。一定不要忘记把放松作为日常练习的一部分，这样你才能体验到瑜伽真正的滋养效果。

休息式

适合全年龄

 平和

休息式是大多数瑜伽序列中的最后一个动作，有助于恢复和放松身体。孩子们在练瑜伽的过程中会经常需要休息。一旦你教了这个体式，你可能会发现他们在练习时会经常问："我们什么时候能睡一觉呀？"如果孩子问了，那么就不要犹豫地让他休息吧，因为他可能真的很需要休息一下。并且在安静的状态下待个几分钟也完全没有什么错。

1. 开始时，平躺在瑜伽垫上。

2. 手放在身体两侧，双脚分开至少 12 英寸（约 30 厘米），给身体创造一些空间。脚部放松，自然向两侧打开。

3. 肩胛骨轻轻地向身体下面拉，使背部略微拱起。

4. 全身都在地面上彻底放松，特别是后脑勺以及四肢。感觉自己的身体变得沉重。

5. 保持松弛的状态，闭上眼睛。

6. 什么都不需要在意。不用在意呼吸节奏或身体的任何部位，让身心都得到休息和静止。

小贴士

• 休息式并不总是容易的，尽管它只是躺在地上和呼吸。尤其是当你大脑很乱或者思维加速时，这可能会是最具挑战性的体式之一。在出现这种情况的时候，放松的第一步是接受思维加速的事实，并告诉自己这没关系！然后，想办法放慢思绪，如气球呼吸（43 页）或计数冥想（260 页）。

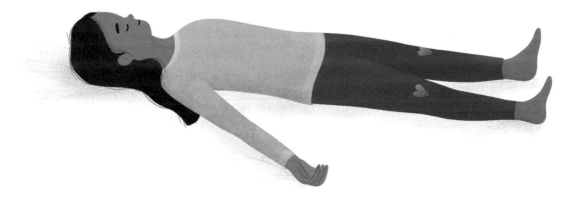

身体扫描（简短版）

适合 5 岁及以上

 平和

有觉知地去关注身体特定区域有助于舒缓和放松。这个放松练习需要你闭上眼睛扫描自己的身体，好好关注自己的需求。留意每个手指、脚趾、关节和肌肉的感觉。如果某个区域感到紧张，就集中精力放松它。如果发现自己开始苛责身体某个部位或者疼痛，只需对自己说"谢谢，但不用了"，然后给那个身体部位传递一些爱意，送这份苛责的态度离开吧！把指示步骤大声读给孩子听，或者把自己（或孩子）的朗读录下来，跟着音频一起练习。练习时，要确保身体是温暖的。你可以准备一些毯子放在手边以备不时之需。

1. 开始时，平躺在瑜伽垫上。如果腰部感觉有一点不舒服，可以在膝盖下面垫一条卷起的毯子或毛巾。

2. 深呼吸，想象身体一点一点沉入地面。

3. 随着缓慢、轻柔的呼吸，把注意力转移到后脑勺。想象头比平时重五倍，沉重地靠在地板上。

4. 将注意力转移到腹部。如果感觉腹部肌肉紧张，就有意识地去放松。

5. 留意你的下巴。如果下颚是收紧的状态，就放松那块肌肉，同时将上下牙齿稍微分开。

6. 放松肩颈部。

7. 保持呼吸轻柔，将注意力转移到右臂，然后是右手，再是手指。

8. 接下来是左臂、手和手指。

9. 将注意力转移到右腿，然后是右脚，然后脚趾。

10. 接下来是左腿、左脚和脚趾。

11. 将注意力从任意一个身体部位转移到整个身体，保持呼吸，放松地躺在地上。

12. 做几次深呼吸，动动手指和脚趾来唤醒身体。

13. 轻轻地把膝盖拉到胸前，然后滚动到身体一侧。

14. 一只手按住地面，这样支撑起自己的身体，回到坐姿。

身体扫描（加长版）

适合 7 岁及以上

 平和

如果有更多时间做这个体式，可以尝试这种冥想式扫描来放松和滋养身体。带有冥想性质的练习能够让你深层次地放松。当你有意识地长时间放松身体的特定部位，久而久之，这些身体部位会学到如何放松自己。这个练习还能缓解压力和舒缓神经系统。把指示步骤大声读给孩子听，或者把自己（或孩子）的朗读录下来，跟着音频一起练习。练习时，要确保身体是温暖的。你可以准备一些毯子放在手边以备不时之需。

1. 开始时，平躺在瑜伽垫上。如果腰部感觉有一点不舒服，可以在膝盖下面垫一条卷起的毯子或毛巾。

2. 深呼吸，想象身体一点一点沉入地面。

3. 随着缓慢、轻柔的呼吸，把注意力转移到后脑勺。想象头比平时重五倍，沉重地靠在地板上。

4. 将注意力转移到腹部。如果感觉腹部肌肉紧张，就有意识地去放松。

5. 将注意力转移到眉头的位置，放松那里的细小肌肉。

6. 让眼角内部放松。

7. 接下来是上颚。

8. 把注意力集中在鼻孔上，轻轻呼吸，感受空气的出入。

9. 将注意力转移到腹部。如果感觉腹部肌肉紧张，就有意识地去放松。

10. 留意你的下巴。如果下颚是收紧的状态，就放松那块肌肉，同时将上下牙齿稍微分开。

11. 放松肩颈部。

12. 轻轻地呼吸，将注意力转移到右侧的肩膀、肘部和手腕。

13. 感受右手手指。从拇指开始，将注意力在每个手指上停留片刻，一直到小指。

14. 轻轻地呼吸，将注意力转移到左侧的肩膀、肘部和手腕。

15. 感受左手手指。从拇指开始，将注意力在每个手指上停留片刻，一直到小指。

16. 将注意力转移到右侧臀部。

17. 接下来是右腿、膝盖和右脚腕，保持轻柔的呼吸。

18. 注意右脚，将注意力在每个脚趾上停留片刻。

19. 将注意力转移到左侧臀部。

20. 接下来是左腿、膝盖和左脚腕，保持轻柔的呼吸。

21. 注意左脚，将注意力在每个脚趾上停留片刻。

22. 将注意力从任意一个身体部位转移到整个身体，保持呼吸，放松地躺在地上。

23. 做几次深呼吸，动动手指和脚趾来唤醒身体。

24. 轻轻地把膝盖拉到胸前，然后滚动到身体一侧。

25. 一只手按住地面，这样支撑起自己的身体，回到坐姿。

紧张与松弛

适合全年龄

 平和

夸张地去使身体变得紧绷反而有治愈的效果。这种方法更正式的叫法是"渐进式肌肉放松"。因为当我们这样做的时候，我们其实是认可了这种紧绷感，然后立刻释放它。这个方法在你感到兴奋、愤怒、焦虑不安时可能特别有用。在挤压和"蹂躏"肌肉的同时，别忘了保持你一贯的幽默风趣。

1. 开始时，平躺在瑜伽垫上。如果腰部感觉有一点不舒服，可以在膝盖下面垫一条卷起的毯子或毛巾。

2. 深呼吸，想象身体一点一点沉入地面。

3. 吸气，尽可能紧地收缩腹部的肌肉。这样保持几秒钟。然后呼气，放开紧缩的肌肉，放松身体。

4. 将右手握成拳头，然后依次向上，收紧小臂、二头肌，一直到右肩。接下来松开手，放松肩膀和手臂。

5. 将左手握成拳头，然后依次向上，收紧小臂、二头肌，一直到左肩。接下来松开手，放松肩膀和手臂。

6. 皱起整个脸，绷紧脸部肌肉和下巴。看起来可能有点傻，但不要太过在意。然后松开、放松脸部。

7. 缩紧右腿的所有肌肉。然后是右脚、脚趾。尽可能紧地收缩，然后释放。

8. 缩紧左腿的所有肌肉。然后是左脚、脚趾。尽可能紧地收缩，然后释放。

9. 用尽全身的力量吸一口气，收缩身体的所有肌肉，使整个身体尽可能地紧绷。然后呼气并释放。

10. 缓慢地做几次深呼吸。

11. 轻轻地把膝盖拉到胸前，然后滚动到身体一侧。

12. 一只手按住地面，这样支撑起自己的身体，回到坐姿。

放
松

203

腿向上靠墙式

适合全年龄

 平和

 恢复活力

从几分钟到半小时或更长时间——这是个具有恢复性的瑜伽体式，当然前提是你做的时候没有任何不适。人们相信这个体式有助于缓解焦虑和压力，所以在大考或任何比赛的前一天晚上练习，它会有很好的放松效果。用它来结束一次瑜伽练习也很合适。用几张折叠的毯子垫在腰下来提供额外的支持可能会有帮助。

1. 将瑜伽垫较短的一边抵在墙上。

2. 准备一两张折叠的毯子垫在腰下面作为额外的支撑。

3. 侧身靠墙而坐，左臀靠着墙壁。

4. 立起膝盖，手放在身体两旁的地面上，然后转身，双腿贴着墙抬高，脚冲着天。

5. 躺到垫子上，用手将屁股向墙面再靠近一些，让你的身体与墙形成一个"L"字形。

6. 背部在垫子上完全放松，手落在身体两侧或放在肚子上。

7. 轻轻地呼吸，释放全身的肌肉，彻底放松。感受身体随着重力一点一点沉向地面，腿却变得越来越轻。

8. 保持这个姿势几分钟或更久，轻轻地呼吸，让重力帮助身体深度放松。

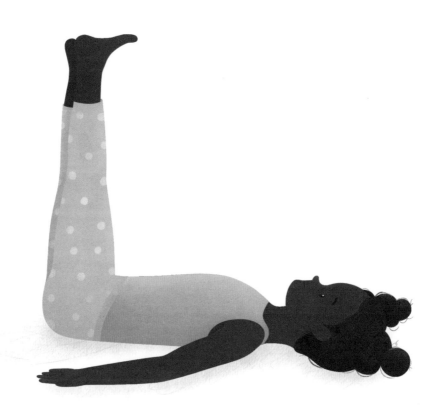

浪花朵朵

适合 5 岁及以上

 平和

这个舒缓的放松练习可以在深度个性化的同时起到它应有的效果。对一个场景的想象和视觉化有助于我们理解自己的感受，并将其与呼吸节奏联系起来；想象的浪花会冲走我们的压力、恐惧或焦虑。孩子们往往喜欢海滩，喜欢在任何时候想象夏日的场景。

1. 开始时，平躺在垫子上。

2. 想象你站在一片海岸的沙滩上。脚下的沙子感觉很舒服，温暖而柔软。头顶的阳光也恰到好处，照得海面上波光粼粼。想象阳光沐浴在皮肤上的感觉。

3. 你继续站着，观察海浪起伏的节奏。它们滑向岸边，又缓缓回到海里。

4. 开始将呼吸与海浪的节奏相匹配。吸气（停顿），然后呼气。

小贴士

- 如果你和孩子一起去过海边，可以回忆一下当时的景象和声音，以营造出一种平静的氛围。也可以为这个场景带来各种变化，比如不同类型的天气或关于海滩或海浪的细节。结束时，可以请孩子分享他选择与呼吸相连的东西。但千万不要强迫孩子分享，要表现出对隐私的尊重。

5. 在你呼吸的时候，想象自己吸入了一些让你感觉很好的东西，或者你期望拥有的东西，比如快乐、感恩或爱。

6. 呼出任何负面的东西，如恐惧或不安全感，让它随风消逝吧。

7. 继续吸气，心里只想着那个感觉很好的东西。例如，吸入平静，呼出悲伤。

抱枕婴儿式

适合全年龄

 平和

这是个以婴儿式（60页）为基础的、舒缓的休息体式。以腹部着地的方式撑起整个身体的重量是非常令人舒适的。柔软的垫子或枕头使身体完全放松，心灵随之得到释放。在孩子情绪激动或不知所措时，建议他们做这个体式。

1. 开始时双膝跪地，间距与胯部同宽，左右脚脚趾触碰。

2. 扩大膝盖之间的距离，在身子底下、双膝之间放一个枕头或者靠枕。

3. 将身体放松落到靠枕／枕头上。根据舒适度和需要调整枕头的数量和高度。

4. 把头转向一边，轻轻地呼吸，保持这个姿势 30 秒到 3 分钟的时间（可以设置一个计时器）。

5. 将头转向另一侧，重复上述动作。

6. 结束时，双手着地撑起身体，然后回到坐姿。

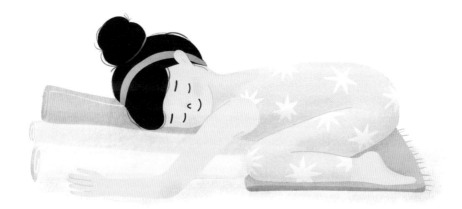

蝴蝶式（阴式）

适合 7 岁及以上

 平和

阴瑜伽是对静止和觉知的练习，目的绝不是强化动作或追求任何"进步"。相反，在静止中保持姿势会让肌肉和心灵变得柔软。做的时候，记得留意你的呼吸。当你注意到你的思想开始游离时，直接把这些想法大致归类：计划、回忆、想象等。然后把注意力拉回到呼吸上。

1. 坐在一张叠起的毯子、靠枕或枕头上。

2. 将重心向前移动，弯曲膝盖，脚底板压在一起，进入蝴蝶式（100 页）。

3. 将脚跟放在离你的臀部大约 12 英寸（约 30 厘米）的地方。双手抓住脚踝，从臀部向前弯曲上身，想象整个身体向着脚后跟蜷缩，后背挺直，身体尽量向前倾，放松头和脖子。如果臀部和腿筋感觉很紧，你可能是坐得相对较直，而这也很好。

4. 把头靠在脚弓上。如果够不着，就把手握成拳头，垫在头和脚之间，或者直接双手抱头，让手肘放在脚上。

5. 轻轻地呼吸 3~5 分钟。

6. 起身时吸气，然后将腿向前伸，双手撑在身体后面。呼气，放松。感受这份平静，再做几个呼吸。

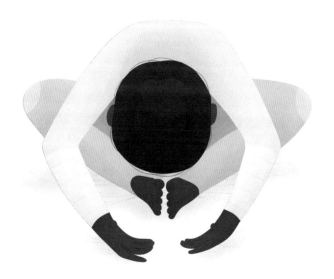

CHAPTER

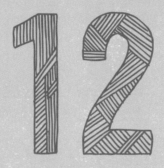

第十二章

瑜伽序列

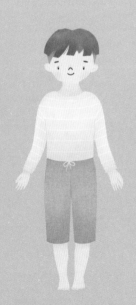

瑜伽序列是一组设计好的体式，互相之间以呼吸连接。序列的长度各不相同，其中包含的体式应该一点一点带领身体进入最后的休息式（196 页）和深度放松。练习的过程中留意你的个人偏好，以及这些偏好会被什么外在条件改变。例如，你可能会喜欢在清晨做一个比较动感的序列，而在下午或晚上做相对平和、静态的练习。对其他人来说，情况可能正好相反，因为动态练习可能有助于他们在漫长的一天后放松。练习的顺序没有对错之分。因为这一切都是为了更好地聆听自己的身体和心灵。你可以帮助孩子也进行这种反思，询问他在练习后的感觉，或者如果有些东西对他效果不好，就给他提供一些别的选项。要具备一定的灵活性，时常调整你的常规练习。

拜日式 1

适合全年龄

 恢复活力

拜日式是瑜伽序列的基础。享受在不同体式之间转换时的呼吸节奏。在清晨做这个序列来迎接日出再适合不过了。做动作时，专注于呼吸和身体感受，并尝试让思维平静下来。把所有纠结都抛到脑后，让身体流动起来吧。

1. 开始时静坐 1~3 分钟，轻轻地呼吸。闭上眼睛或将视线下垂，挺直颈椎和背部。

2. 吸气，做桌面式（58 页）。

3. 呼气，做下犬式（66 页）。

4. 吸气，做平板式（68 页）。

5. 呼气，走到垫子前端，做加强前屈伸展式（56 页）。

6. 吸气，将身体抬起至一半的位置；呼气，回到加强前屈伸展式。

7. 吸气，举起双臂，身体站直进入山式（54 页）。

8. 呼气，做加强前屈伸展式。

9. 吸气，将身体抬起至一半的位置。呼气，回到加强前屈伸展式。

10. 吸气，做平板式。

11. 呼气，膝盖、大腿、腹部和胸部接触地面，
    双手撑在肋骨两侧的地面上。

12. 吸气，撑起身体，做眼镜蛇式（72页）。

13. 手脚发力，紧紧压在地面上，调动核心肌肉，
    呼气，撑起身体进入下犬式。

14. 吸气，做加强前屈伸展式。

15. 举起双手，呼气，把手放回身体两侧，回到
    山式。

16. 根据需要，重复上述动作若干次。

拜日式 2

适合全年龄

 恢复活力

作为瑜伽练习的基础动作，拜日式 2 打开了臀部和上半身，并与呼吸形成一个有节奏的模式。

1. 从山式（54 页）开始。

2. 屈膝，做幻椅式（86 页）。保持姿势坐几轮深呼吸。

3. 呼气，做加强前屈伸展式（56 页）。

4. 吸气，将身体抬起一半，呼气，回到加强前屈伸展式。

5. 吸气，做平板式（68 页）。

6. 呼气，膝盖触地。

7. 吸气，抬起膝盖、大腿和上身，同时双手撑在身体两侧，起身进入上犬式（134 页）。

8. 呼气，双手发力，调动核心力量，抬起臀部进入下犬式（66 页）。

9. 吸气，右脚迈向垫子前方，做战士一式（80 页）。

10. 呼气，回到平板式。

11. 吸气，上犬式。

12. 呼气，下犬式。

13. 吸气，左脚迈向垫子前方，做战士一式。

14. 呼气，回到平板式。

15. 吸气，上犬式。

16. 呼气，双手发力，调动核心力量，抬起臀部进入下犬式。

17. 吸气，走到垫子前端，呼气，做加强前屈伸展式。

18. 吸气，将身体抬起至一半的位置，保持上身挺直；呼气，做加强前屈伸展式。

19. 吸气，举起双臂，保持背部挺直、膝盖弯曲，回到幻椅式。

20. 呼气，回到山式。

21. 重复这个序列 2~4 次。

简单序列 1

适合全年龄

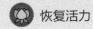 恢复活力

这是一套非常全面的瑜伽序列。以下犬式（66 页）和平板式（68 页）作为热身，然后进入站姿体式，如星式（78 页）和三角式（84 页），接着是扭转和坐姿体式。在早上或放学后做，能让你和孩子迅速恢复活力。

1. 从至善坐式（114 页）开始，深呼吸几次，将觉知与呼吸相连。

2. 呼气时，做婴儿式（60 页），然后吸气，做桌面式（58 页），这样重复 3 次。

3. 保持桌面式，吸气；然后呼气，做下犬式（66 页）。这样重复 3 次。

4. 保持下犬式，吸气；呼气，做平板式（68 页）。这样重复 3 次。

5. 保持下犬式，吸气；右脚向前迈一大步，左膝触地，成为低弓步式（90 页），然后深呼吸。

6. 呼气，回到下犬式。

7. 保持下犬式，吸气；呼气，左脚向前迈一大步，右膝触地，成为低弓步式，然后深呼吸。

8. 呼气，回到下犬式。

9. 吸气，走到垫子中间，做山式（54 页）。

10. 转身，面对垫子的一侧，双脚分开约1米，做星式（78页）。

11. 左脚向内转约45度，双臂平举。呼气，进入三角式（84页）。保持三角式做几轮呼吸；再次呼气时，调动核心力量，起身回到星式。

12. 右脚向内转约45度，双臂伸开。双臂平举。呼气，进入三角式，身体另一侧朝前。保持三角式做几轮呼吸；再次呼气时，调动核心力量，起身回到星式。

13. 回到至善坐式，吸气，同时举起双臂；呼气，身体向右转，右臂伸向身体后方，指尖触地，面向右侧做简易坐扭转（128页）。

14. 呼气，回到至善坐式。吸气，同时举起双臂；呼气，这次身体向左转，左臂伸向身体后方，指尖触地，面向左侧做简易坐扭转。

15. 慢慢躺下，膝盖向上弓起，双脚踩在地面上。轻轻地将肩胛骨收紧一些。抬起臀部，吸气时，做桥式肩倒立（74页）。呼气，将臀部放下。

16. 起身回到坐姿。保持屈膝状态，将膝盖向外打开，脚底并拢，做蝴蝶式（100页）。保持姿势进行几轮呼吸。

17. 伸出右腿，左脚轻轻抵住右大腿内侧，做蜻蜓式（104页）。保持姿势进行几轮呼吸。

18. 换另一边，伸出左腿，右脚轻轻抵住左大腿内侧做对向的蜻蜓式。保持姿势进行几轮呼吸。

19. 慢慢放开保持的姿势，选一个舒适的姿势躺下。

20. 用浪花朵朵（206页）来结束这个序列。

简单序列 2

适合 7 岁及以上

 平和

这套动作通过低弓步式（90页）拉伸了股四头肌和小腿肌肉，然后通过三角式（84页）和双角式（124页）打开了胯部肌肉。战士式在使人精力集中的同时训练肌肉力量，还能缓解压力；最后休息式（196页）则会让你进一步的放松。

1. 从至善坐式（114页）开始，用你最喜欢的方法进行冥想（见第十三章，246~261页），定时 2 分钟。

2. 定时器响后，做桌面式（58页）。

3. 吸气，做牛式（64页）；呼气，做猫式（62页）。重复 3 次。

4. 从桌面式开始，右脚向前迈一大步，进入低弓步式（90页），然后保持姿势进行几次呼吸。

5. 吸气，将双臂高举过头顶；呼气，向右扭转身体，左手靠在右膝上——低弓步扭转（130页）。保持姿势，做几次深呼吸。

6. 呼气，将前脚收回，做平板式（68页）。

7. 吸气，慢慢趴下。手和脚发力将上半身撑起来——眼镜蛇式（72页）。

8. 呼气，身体向后，抬高臀部——下犬式（66页）。

9. 吸气，右脚向前迈一大步——战士一式（80页）。

10. 呼气，双臂平举，战士二式（82页）。保持姿势，做几次深呼吸。

11. 吸气，踮起脚跟，脚掌向下发力，双手落在垫子上，呼气；左膝触地——低弓步式。保持一会儿这个姿势。

12. 吸气，双臂上举；呼气，身体向右扭转，左手搭在右膝上——低弓步扭转。保持姿势做几次深呼吸。

13. 再一次呼气时，将前腿收回，做平板式。

14. 上半身趴到地面上。

15. 吸气，双手和脚背着地，然后撑起上半身——眼镜蛇式。

16. 呼气，抬起臀部，身体向后压——下犬式。做几次深呼吸。

17. 再一次呼气时，左脚向前迈出，右脚成45度向外打开，抬起身体——战士一式。

18. 呼气，双臂平举——战士二式。

19. 吸气，踮起脚跟，脚掌向下发力，双手落在垫子上，呼气；右膝触地——低弓步式。保持一会儿这个姿势。

20. 吸气，双臂上举；呼气，将身体向左扭转，右手搭在左膝上——低弓步扭转。做几次深呼吸。

21. 再一次呼气时，做平板支撑。然后吸气。

22. 呼气，做下犬式。

23. 吸气，双脚回到电子前端，起身回到山式（54页）。做几轮深呼吸。

24. 吸气，右腿向后迈出，左臂向前伸直。俯身进入三角式（84页）。在这里做一轮呼吸。

25. 双腿站直，保持腿间距，身体维持在低位向右移动，直到面向瑜伽垫的一侧。向前转动双脚，放松头部和颈部，做双角式（124 页）。呼气时，缓慢抬起身体，双腿保持同样的距离。

26. 吸气，左脚向外成 45 度打开，右臂向前伸，身体前倾进入三角式，在这里进行一轮呼吸。

27. 右腿伸直，左脚轻轻地抵在右大腿内侧——蜻蜓式（104 页）。做几轮呼吸。

28. 然后换另一边，伸出左腿，右脚轻轻抵住左大腿内侧。做几轮呼吸。

29. 在瑜伽垫上躺下，让全身都接触地面。

30. 手放在身体两边，双腿分开至少 12 英寸（约 30 厘米），让身体沉入休息式（196 页）。

31. 让全身上下都在地面上放松，特别是后脑勺和四肢。

32. 放松的同时闭上眼睛。

33. 放空你的大脑。到这里已经不需要再专注于呼吸或身体某个部位，你只是完全放松地躺在那里。

中级序列 1

适合 5 岁及以上

 恢复活力

这个序列有助于恢复精力。其包含的双人树式（170 页）给两人建立连接的机会，然后以滋养身心的身体扫描（简短版）（198 页）结束。用它来开始或结束一天再完美不过了！

1. 做专注冥想（248 页）。

2. 站在垫子前端，做山式（54 页）。

3. 左脚向后迈步，左膝着地，做低弓步式（90 页）。在背后握起双手，将肩胛骨往后拉，打开前胸。

4. 松开双手，抬起左膝。

5. 手撑在地上，将右脚向后送，与左脚相接，抬高臀部做下犬式（66 页）。做几个回合的呼吸。

6. 右脚向前迈步，右膝弯曲，左脚呈 45 度角向外打开——战士二式（82 页）。

7. 保持双腿的位置，右前臂搭在右大腿上，左臂高举过头顶——侧角式（92 页）。

8. 伸直右腿，臀部向左后方送，同时身体向右倾斜，成为三角式（84 页），在这里进行一轮呼吸。

9. 起身，将身体向后送，进入战士二式，然后双手绕一圈回到垫子上，双脚向后蹬做平板式（68 页）。

10. 吸气，身体趴向地面，手脚发力，撑起上半身——眼镜蛇式（72 页）。

11. 呼气，抬高臀部，回到下犬式。

12. 双脚回到垫子前端，做山式。

13. 右脚向后面迈步，右膝着地——低弓步式。双手在背后紧握，将肩胛骨向后拉，打开前胸。然后打开双手，抬起膝盖。

14. 双手按住地面，左脚向后迈，与右脚相接，抬高臀部进入下犬式。做几轮呼吸。

15. 左脚向前迈步，弯曲左膝，右脚成45 度向外打开——战士二式。

16. 双腿保持同一位置，左手前臂搭在左大腿上，右臂伸过头顶成侧角式。

17. 左腿伸直，臀部向右后方送，身体向左倾斜，成为三角式，在这里进行一轮呼吸。

18. 起身，将身体向后送，进入战士二式，然后双手绕一圈回到垫子上，双脚向后蹬做平板式。

19. 吸气，身体趴向地面，手脚发力，撑起上半身——眼镜蛇式。

20. 呼气，抬高臀部，回到下犬式。

21. 双脚回到垫子前端，做山式。

22. 与一个伙伴面对面，先各自做树式（148 页）并保持平衡，接着做双人树式（170 页），记住两人的动作应该是镜像的，保持平衡后在头顶手拉手。

23. 做几次深呼吸，放开拉住的手，把抬起的脚也放下来。

24. 换另一边重复双人树式。

25. 然后回到垫子前端，做山式。

26. 手臂高举过头顶，拉伸整个身体，然后向前倒下去做加强前屈伸展式（56页）。保持姿势做几个深呼吸。

27. 双手按在垫子上，双膝跪地，调整姿势做桌面式（58页）。

28. 双手发力，将臀部向后送到双脚之间——婴儿式（60页）。

29. 向一边翻滚至仰卧，膝盖向上弯曲，双脚踩在地上。轻轻地将肩胛骨收在身下。呼气，抬起臀部进入桥式肩倒立（74页）。呼气，将臀部放下。

30. 将膝盖抱在胸前，用相应的手抓住两只脚的脚底，做快乐婴儿式（106页）。

31. 放开双脚，双腿伸直，放松整个身体。

32. 以身体扫描（简短版）（198页）结束整个序列。

中级序列 2

适合 5 岁及以上

 恢复活力

 力量训练

这个序列以冥想开始，使你集中精力并感到安定。以动态的站立体式和船式（108 页）训练核心力量以及对呼吸的关注，紧接着是做起来颇为有趣的平衡式舞王式（152 页）。英雄式（110 页）和浪花朵朵（206 页）很好地平衡了这套序列的力量训练，让你能以一个放松的心态圆满结束练习。

1. 以至善坐式（114 页）坐在瑜伽垫上开始。

2. 做专注冥想（248 页）3 分钟。

3. 左脚向后迈步，左膝跪地，进入低弓步式（90 页）。

4. 双手在背后紧握，将肩胛骨向后拉，打开前胸。

5. 松开双手，抬起左膝。

6. 双手按在垫子上，右脚向后迈步，与左脚相接，然后抬起臀部进入下犬式（66 页）。

7. 右脚向前迈步，右膝弯曲，左脚成 45 度打开——战士二式（82 页）。

8. 保持双腿的姿势，右前臂搭在右大腿上，左臂高举过头顶，进入侧角式（92 页）。

9. 右腿伸直，将臀部向左后方送，身体向右倾斜，进入三角式（84 页），在这里进行一轮呼吸。

10. 起身，做战士二式，双手环绕身体最后按在地上，双脚向后送——平板式（68 页）。

11. 吸气，身体趴到地上，手脚发力撑起上半身——眼镜蛇式（72页）。

12. 手脚持续发力压住地面，臀部抬高，进入下犬式。

13. 向前走到垫子的最前端，做山式（54页）。

14. 右脚向后迈步，右膝着地，做低弓步式。双手在背后紧握，将肩胛骨往后拉，打开前胸。松开双手，抬起膝盖。

15. 双手按在垫子上，左脚向后移，与右脚相接，抬起臀部进入下犬式。在这里进行几轮呼吸。

16. 左脚向前迈步，弯曲左膝，右脚成45度打开进入战士二式。

17. 两腿保持在同一位置，左手前臂搭在左大腿上，右臂高举过头顶——侧角式。

18. 左腿伸直，臀部向右后方送，身体向左倾斜成三角式，在这里进行一轮呼吸。

19. 起身进入战士二式，双手环绕身体最后按在地上，双脚向后送——平板式。

20. 膝盖着地，向后坐到后脚跟上。与一个伙伴面对面，与对方脚底板相抵，做双人船式（178页）。

21. 双方脚部都用力抵住对方，在身体两侧手拉手保持平衡，建立更深的连接。

22. 保持背部挺直。如果膝盖无法伸直，保持弯曲也可以。

23. 做几次深呼吸，然后将手和脚放回地面。

24. 起身走到垫子前端，做山式。

25. 如果你有更多时间，还可以加入拜日式 1（214 页）。

26. 吸气，将重心转移到右脚上，左脚向后蹬。呼气，左臂向后伸，左手抓住左脚的外侧——舞王式（152 页）。

27. 放下左脚，将两脚分开一定距离，使屁股有足够的空间下蹲。给自己多留一些富余空间总是好的。

28. 吸气，然后呼气时下蹲，做青蛙式（96 页）。

29. 双手合十抵在胸口处，保持这个姿势做几次深呼吸。

30. 向后坐到脚后跟上，膝盖面向前方——英雄式（110 页）。如果需要额外的支撑，可以在小腿和大腿之间垫一条卷好的毯子或毛巾。

31. 吸气，身体随着脊椎延展。

32. 呼气，将手放到大腿上，掌心向下。如果屁股够不到地，可以在下面垫一块瑜伽砖或一摞书。

33. 放松肩膀，将肩胛骨轻轻往下拉，感受颈部微微的提拉感和眼神的柔软。

34. 保持英雄式，做深呼吸 30 秒至几分钟。

35. 从英雄式回到任意一个舒服的休息姿势，想象浪花朵朵（206 页）。

中级序列 3

适合 5 岁及以上

 平静

 恢复活力

这个序列非常适合在压力大或者焦虑的时候练习。最开始的身体扫描（简短版）（198 页）会为你定神，也给整个练习定下节奏。从婴儿式（60 页）到桌面式（58 页）再到下犬式（66 页），整套动作舒缓平和。序列中的同伴体式也有助于建立彼此的连接，培养团队合作意识。

1. 做身体扫描（简短版）（198 页）。

2. 躺下，做快乐婴儿式（106 页），并进行几轮呼吸。

3. 坐在垫子上，面朝前方，双腿向前伸直。将右膝向胸前靠拢，右脚落在左大腿外侧的地面上，做简易坐扭转（128 页）。

4. 为了扭转的程度更深，在呼气时，将左手肘放在右膝外侧，指尖指向天花板。

5. 回到中间，这次换左膝在胸前，左脚放在右大腿外侧的地面上，做对侧的简易坐扭转。

6. 为了扭转的程度更深，在呼气时，将右手肘放在左膝外侧，指尖指向天花板。

7. 坐在一条折叠的毯子、靠枕或枕头上。重心前移，弯曲膝盖，脚底顶在一起做蝴蝶式（100 页）。头靠在脚弓上，可以把拳头叠起垫在头和脚之间，或者手肘继续靠在膝盖上，双手抱头。轻轻地呼吸大约 3 分钟——蝴蝶式（阴式）（210 页）。

8. 起身时吸气，然后双腿向前伸直，双手撑在身后，身体后倾。放松，深呼吸几次。

9. 呼气时，做婴儿式（60页）；吸气——桌面式（58页）；跟着这个呼吸节奏，重复3次。

10. 再一次到桌面式的时候，吸气，然后呼气时，双手发力，臀部向上推，回到下犬式（66页）。重复这个动作3次。

11. 保持下犬式，吸气，然后呼气进入平板式（68页）。

12. 从平板式趴下身来，做四肢支撑式（70页），然后上半身向前抬起，做上犬式（134页）。

13. 双手发力按在地面上，呼气时，抬起臀部到下犬式。

14. 将脚移动到垫子前端——加强前屈伸展式（56页）。

15. 吸气，双脚发力踩住地面，起身至山式（54页）。

16. 与一名伙伴一起做双人平板支撑（180页）。结束时，伙伴B先把脚从A身上移下来，然后慢慢地将手从A身上抬起。

17. 两人面对面做山式。

18. 将重心转移到一条腿上，将视线聚焦在面前地面上的一个点上。另一条腿的膝盖向侧面打开，然后抬脚进入树式（148页）。

19. 伙伴两人做镜像的树式，A的重心在右腿上，B则在左腿上。两人的手在"树顶"按在一起，做双人树式（170页）。

20. 换边重复。

21. 回到山式，吸气。

22. 呼气，双手按在地上，做平板支撑。

23. 吸气，双膝着地——桌面式。

24. 然后身体向后，做至善坐式（114页）。

25. 两人面对面抱膝而坐，双脚着地。两人向彼此靠近，使你们双脚的脚底能贴在一起。然后两人一起抬起脚，将脚底按在一起，手在身体两侧拉在一起，感受彼此给予对方的支持——双人船式（178页）。

26. 膝盖如果无法伸直，保持弯曲即可。

27. 做几次深呼吸，然后将手和脚放回到地面。

28. 双腿向前伸直，然后膝盖向外打开，双脚并拢，脚底相碰——蝴蝶式。

29. 起身做至善坐式，两人背靠背，做"我们可以"（44页）的呼吸练习。（如果总人数为奇数，可以尝试三个人一组坐成一个三角形，肩膀相碰。）吸气，呼气时默念或大声说（取决于你当下的心情）"我们可以"。重复3~5次。

中级序列 4

适合 5 岁及以上

 充满活力

 力量训练

这个序列以腿向上靠墙式（204 页）这个放松和舒缓的动作开始。首先让头脑放松，然后进入低弓步扭转（130 页）和扭转三角式（132 页）等动态体式。之后的船式（108 页）可以训练核心力量，最后用浪花朵朵（206页）再次放松。

1. 将瑜伽垫靠在墙上，确保有足够的空间可以将腿抬起来。在腰底下垫一两张叠起来的毯子作为额外的支撑。保持这个姿势几分钟或更长时间，轻轻地呼吸，身体随着重力沉下去，彻底放松。

2. 放下双腿，躺在垫子上做快乐婴儿式（106 页），呼吸几轮。

3. 在胸前抱膝，前后摇晃几次，然后利用惯性向前趴下，做桌面式（58 页）。

4. 一轮呼吸后，呼气，做下犬式（66 页）。

5. 右脚向前迈，在双手间落下，左膝着地，做右侧的低弓步式（90 页）。

6. 起身的同时举起手臂，身体向右转，然后左手抓住右膝外侧，做右侧低弓步扭转（130 页）。如果想要扭转的程度更深，就把左手肘靠在右膝外侧，双手在胸前合十。

7. 双手按在地上，将臀部抬高并向后送，回到下犬式。

8. 这次换左脚向前迈并落在两手之间，右膝着地——左侧低弓步式。

9. 起身的同时举起手臂，身体向左转，然后右手抓住左膝外侧，做左侧低弓步扭转。如果想要扭转的程度更深，就把右手肘靠在左膝外侧，双手在胸前合十。

10. 松开扭转，身体回到中立位置。双手和双膝着地——桌面式。

11. 臀部抬高并向后送——下犬式。

12. 吸气，右脚向前迈出，前膝弯曲成90度——战士一式（80页）。

13. 双臂平举，身体转动面向房间一侧，右膝保持弯曲——战士二式（82页）。

14. 将右肘靠在右大腿上，左臂向上伸直，做右侧的侧角式（92页）。

15. 双脚发力踩在地面上，踮起左脚跟，双臂高举过头顶。身体向右转，左手按在右膝上，进入高弓步扭转（144页）。若想要程度更深的扭转，就将左手肘靠在右膝外侧，双手在胸前合十。

16. 双手发力按在垫子上，将臀部抬起并向后送，回到下犬式。

17. 左脚向前迈步——战士一式（左侧）。

18. 双臂平举——战士二式（左侧）。

19. 将左手肘搭在左大腿上——侧角式（左侧）。

20. 双脚发力踩在地面上，垫起右脚跟，双臂高举过头顶。身体向左转，右手按在左膝上，进入高弓步扭转（左侧）。若想要程度更深的扭转，就将右手肘靠在左膝外侧，双手在胸前合十。

21. 吸气，双手发力，臀部向上抬起，回到下犬式。

22. 呼气，身体向前送，做平板式（68页）。

23. 吸气，然后呼气。从平板支撑趴下身体，然后做四肢支撑式（70页），吸气，然后抬起上半身，做上犬式（134页）。

24. 呼气时，双手发力，臀部向上抬起，回到下犬式。

25. 双脚移动到垫子前端——加强前屈伸展式（56页）。

26. 双脚发力踩在地上，双臂高举成山式（54页）。

27. 左脚向后迈出，做三角式（右侧）（84页）。

28. 脚继续发力，身体向右扭转成扭转三角式（132页）。两手伸向一侧时，左脚稍稍向内转。深吸一口气，将前胯部稍微向后拉，上半身向前送。后跨步可以稍向前移动，使上身更加伸展。右手放在小腿、脚踝或前脚外侧的地板上。如果感觉后腿筋有点紧，可以在手底下垫一块瑜伽砖或一摞书。上臂保持伸直。

29. 双脚发力，站直身体，然后吸一口气。接下来身体向右转，右胯向后送，左臂向前伸。在核心发力扭动身体的时候，记住保持呼吸节奏稳定。将左手放在右脚外侧的地面（或用来垫高的道具）上，右臂举起成扭转三角式（右侧）。从扭转回来时，双脚发力踩在地上，呼气，然后用核心力量抬起身体。

30. 将身体向左旋转，调整双脚的方向，使其都对齐于三角式的标准姿势。深吸一口气，想象身体随着脊椎延展。身体和手臂都向前倾，如果手够不到地板，可以在手底下垫一块瑜伽砖或一摞书。放松肩颈部，同时身体向前弯，做双角式（124页）。

31. 身体向后转，使右脚向后、左脚向前，成为三角式（左侧）。

32. 双脚发力，身体挺直，然后吸一口气。接下来将身体向左转，左臀向后移，右臂向前伸。在核心发力扭动身体的时候，记住保持呼吸节奏稳定。将右手放在左脚外侧，将左手放在右脚外侧的地面（或用来垫高的道具）上，左臂举起成扭转三角式（左侧）。从扭转回来时，双脚发力踩在地上，呼气，然后用核心力量抬起身体。

33. 将身体向右旋转，调整双脚的方向，使其都对齐于三角式的标准姿势。深吸一口气，想象身体随着脊椎延展。身体和手臂都向前倾，如果手够不到地板，可以在手底下垫一块瑜伽砖或一摞书。放松肩颈部，同时身体向前弯，做双角式。

34. 在垫子上坐下，双腿向前伸直。膝盖向上弯曲，双脚踩在地上。将手放到膝盖后面的位置，然后调动核心肌肉，将脚抬离地面，使小腿和胫骨与地面平行。深吸一口气，然后呼气。在觉得自己准备好进行更多的核心训练时，将双手从膝盖后面放开，手臂在身体两侧伸直，掌心相对。轻轻地将肩胛骨往下拉，放松肩膀。你可以选择把腿伸直，与身体形成一个"V"字形——船式（108 页）。

35. 躺在垫子上。手放在大腿两侧，掌心朝下。膝盖向上弯曲，双脚向屁股靠近。吸气，放松颈部。呼气，手臂、手和脚全部紧紧按在地上，稍微调动大腿和核心力量，抬起臀部，使大腿与地面平行。微微抬起下巴，将目光聚焦到天花板上的一个点上，集中注意力。保持桥式肩倒立（74 页），做几次深呼吸。

36. 抱膝而坐。双手各自抓住双脚的外侧：右手抓右脚的外侧，左手抓左脚的外侧。背部和腰部自然地躺在地上，缓慢地深呼吸。如果觉得舒适和放松，可以以快乐婴儿式（106页）左右摇晃。

37. 松开双脚，选一个舒适的休息姿势，做浪花朵朵（206页）。

高级序列 1

适合 7 岁及以上

 充满活力

 力量训练

这个高级序列以动态、快节奏的动作开始，从青蛙式（96 页）到山式（54 页），再到加强前屈伸展式（56 页）。通过流畅的身体运转和呼吸来积累能量，让身体的压力在一开始就得以释放，整个人感到精神焕发。这套序列还包括了倒立变化式（162 页）和船式（108 页），最后通过腿向上靠墙式（204 页）深度放松。

1. 两脚分开一定距离，使屁股有足够的空间下蹲。给自己多留一些富余空间总是好的。吸气，然后呼气时下蹲。如果需要额外的帮助来保持平衡，可以靠墙下蹲。如果脚跟不能完全着地，可以卷起几条毛巾垫在脚跟下。双手在胸前合十，保持青蛙式（96 页），做几次深呼吸。

2. 松开双手，起身，回到山式（54 页）。

3. 吸气时将手臂向上伸，呼气，膝盖略微弯曲，身体向前弯曲——加强前屈伸展式（56 页）。

4. 吸气，下蹲成青蛙式。呼气。

5. 吸气，起身成山式。

6. 呼气，做加强前屈伸展式。

7. 吸气，青蛙式。呼气。

8. 吸气，山式。

9. 保持呼吸有节奏且稳定。双脚分开与胯部同宽。弯曲膝盖，将右膝放到左膝上面，大腿内侧并拢，然后屁股向下沉，用左腿保持平衡。如果感觉不稳，则弯曲左膝蹲下，右脚踝放到左膝上，用下半身做一个数字"4"。伸出双臂，然后双手在胸前绕在一起，右手在上，前臂与手背互相挤压彼此——鹰式（150页）。

10. 保持动作与呼吸节奏的连接。弯曲膝盖，将左膝放到右膝上面，大腿内侧并拢，然后屁股向下沉，用右腿保持平衡。如果感觉不稳，则弯曲右膝蹲下，左脚踝放到右膝上，用下半身做一个数字"4"。伸出双臂，然后双手在胸前绕在一起，这次左手在上，前臂与手背互相挤压彼此——鹰式。

11. 呼吸，从鹰式回到山式。

12. 呼气，做加强前屈伸展式。吸气。

13. 呼气，向后蹬腿成平板式（68页），握紧双手、收紧核心和大腿。

14. 吸气，抬起臀部成下犬式（66页）。

15. 呼气，平板式。

16. 吸气，下犬式。

17. 呼气，平板式。

18. 吸气，下犬式。

19. 呼气，平板式。

20. 吸气，膝盖着地，做桌面式（58页）。

21. 坐到垫子上，双腿向前伸直。保持脚底着地，膝盖弯曲。开始时双手放在膝盖后面，调动核心肌肉，将脚抬离地面，使小腿和胫骨与地面平行。深吸一口气，然后呼气。在觉得自己准备好进行更多的核心训练时，将双手从膝盖后面放开，手臂在身体两侧伸直，掌心相对。轻轻地将肩胛骨往后拉，放松肩膀。双腿向上伸直，与身体形成"V"字形。保持船式（108页），至少进行5轮呼吸。

22. 把脚放下来，身体向前送，做桌面式。

23. 双手向前伸，臀部向后送，拉长脊椎，进入幼犬式（126页）。做几轮呼吸。

24. 双手拉回来到桌面式，吸气，腹部下垂，抬起下巴，视线看向天花板——牛式（64页）。

25. 呼气，背部向上拱起，同时下巴向胸部收拢——猫式（62页）。

26. 吸气，牛式。

27. 呼气，猫式。

28. 吸气，牛式。

29. 呼气，猫式。

30. 吸气，桌面式。

31. 呼气，下犬式。

32. 吸气，山式。

33. 呼气，蹲下，青蛙式。

34. 分开大腿，使其比你的身体略宽，但双脚尽可能地靠近。如果脚跟不自觉地踮起来了，可以在脚底下垫一块瑜伽砖或者叠好的毛巾或毯子。双臂伸向地面，并将肩膀轻轻挤到膝盖内侧。双手紧紧压在地面上，感受整个手臂的力量和稳定性。把目光集中在面前的一个点上，做乌鸦式（160页）。抬起脚跟，肘部弯曲，将小腿抵在手臂后面。调动核心力量，先练习将一只脚抬离地面。保持核心收紧，尝试将两只脚抬离地面，膝盖抵在手臂后面，就像手臂是膝盖的架子。做几轮呼吸，保持稳定。

35. 呼气，用跳步或跨步的方式将双脚送回后面，回到平板式。吸气。

36. 呼气，下犬式。

37. 接下来将瑜伽垫靠在墙边，确保四周都有足够的空间。从桌面式开始，双脚底部紧贴墙壁。渐渐地将脚往墙上走，使整个身体形成一个"L"字形。将视线聚焦在面前的一点上，想象呼吸的气流涌入并软化颈部，哪怕身体其他部位都在发力。根据需要调整姿势，确保肩膀在手腕的正上方。双手紧紧压在地上，右脚压在墙上。牵动核心肌肉，将左腿向上直直抬起。找到平衡后，可以练习右脚蹬一下墙壁后抬起来与左腿并拢——倒立变化式（162页）。

38. 把腿从墙上安全地放下来，进入下犬式或婴儿式（60页）。

39. 再次练习这个体式，这次先抬右脚。留意自己是否对身体某一侧更加偏好。

40. 再次从倒立式回来时，直接蹲下做青蛙式。垫子依旧靠墙放。

41. 双手前伸，臀部向后送，做幼犬式（126 页），保持背部挺直，进行几轮呼吸。

42. 然后进入蜡烛式（88 页），膝盖跪地，略为分开与胯同宽。如果想跪得更高一点，就将脚趾撑在地面上，然后抬起脚跟。如果想要更深度地拉伸，就保持脚背着地。双手放在臀部两侧，然后旋转肘部，使其指向后面。手在臀部的位置可能会跟着手肘向后移动一点。保持肩胛骨的位置，让上身和背部挺得再直一些，胯部可以稍微向前送一点。头部和颈部可以随着胸部的抬起而向后放松。在身体稳定和感到安全的情况下，可以向后伸手抓住脚跟。轻轻地将肩胛骨往下拉，放松肩颈部——骆驼式（136 页）。回来时，再次发动核心力量，然后双手回到臀部，抬起身体，膝盖跪地成蜡烛式。最后，再抬起头部和颈部。

43. 双手向前伸，臀部向后送，拉伸背部，保持幼犬式做几轮呼吸。

44. 从幼犬式回来，向后转身面对墙。做腿向上靠墙式（204 页），并保持3~5 分钟。

高级序列 2

适合 7 岁及以上

 充满活力

 力量训练

这个注重核心训练的序列会放慢你的节奏。在身体静止的同时保持呼吸稳定，充满挑战性，但同时又会让人感到很爽。先用一系列的战士式来激活核心，为后面的站姿劈叉式（142 页）和侧身平板支撑（158 页）做准备。这个练习的关键是在具有挑战性的平衡式中与呼吸保持稳定的连接，以此集中精力，建立信心。

1. 双手和双脚发力压在地上，臀部抬高，保持下犬式（66 页），做 5 轮呼吸。

2. 吸气，将臀部向后送，大腿发力，调动核心力量做平板式（68 页），并保持 5 轮呼吸。

3. 呼气，回到下犬式，保持 7 轮呼吸。

4. 大口吸气，大口呼气，然后再做平板支撑，保持 7 轮呼吸。

5. 膝盖跪地，进入桌面式（58 页），并进行一轮呼吸。

6. 呼气，下犬式。

7. 吸气，迈步至垫子前端，起身成山式（54 页）。

8. 左脚向后迈，右膝弯曲成 90 度，左脚成 45 度向外转，同时胯部稍微向前送。双脚发力压紧地面。深吸一口气，双臂举过头顶，做战士一式（80 页）。吸气。

9. 呼气，双臂平举，身体向左转，做战士二式（82 页）。在这里做一轮呼吸。

10. 呼气，踮起左脚跟，使左脚前掌和脚趾着地。吸气，将重心前倾到右脚，然后左腿向后蹬，使其像飞机一样与地面平行，脚好像在蹬后面的墙。保持这个姿势深吸一口气，双臂向前伸，掌心相对。将目光聚焦在地面上的一点。在战士三式（154 页）这里做几个回合的呼吸，集中精神，保持稳定。

11. 吸气，呼气，然后左腿向上踢，做站姿劈叉式（142 页），同时双手抓住右脚踝或落在地面上。在这里做几个回合的呼吸。

12. 呼气，收回左脚与右脚并拢，做加强前屈伸展式（56 页）。

13. 吸气，抬起身体，手臂向上伸，做山式。

14. 右脚向后迈，左膝弯曲成 90 度，右脚成 45 度向外转，同时胯部稍微向

前送。双脚发力压紧地面。深吸一口气，双臂举过头顶，做战士一式（80 页）。吸气。

15. 呼气，双臂平举，身体向右转，做战士二式（82 页）。在这里做一轮呼吸。

16. 呼气，踮起左脚跟，使右脚前掌和脚趾着地。吸气，将重心前倾到左脚，然后右腿向后蹬，使其像飞机一样与地面平行，脚好像在蹬后面的墙。保持这个姿势深吸一口气，双臂向前伸，掌心相对。将目光聚焦在地面上的一点。在战士三式（154 页）这里做几个回合的呼吸，集中精神，保持稳定。

17. 吸气，然后呼气，然后右腿向上踢，做站姿劈叉式（142 页），同时双手抓住左脚踝或落在地面上。在这里做几个回合的呼吸。

18. 收回右脚与左脚并拢，做加强前屈伸展式。

19. 左脚向后迈，成高弓步式（94页）。将左手放在右脚内侧旁边的地面上。吸气，右臂向上高举，然后呼气。再次深呼吸，拉长脊椎，身体向右扭转。轻轻地将肩胛骨往后拉，放松肩膀，做高位弓步扭转（144页）。

20. 呼气时，双手发力下压，臀部抬起，成下犬式。吸气。

21. 呼气，做平板式。

22. 保持姿势，深吸一口气，将重心转移到右手上，身体翻转使右脚外侧着地。双脚并拢，左臂向上伸，与右臂成一直线，调动核心肌肉，手紧压地面。深吸一口气，目光稳定地看向房间的一侧，做侧身平板支撑（158页）。在四肢发力的同时，放松眼睛和脖子。保持稳定，做几个回合的呼吸。

23. 呼气，回到平板式。

24. 吸气，抬起上身和胸部，大腿跟着离地，做上犬式（134页）。

25. 呼气，做下犬式。

26. 吸气，双脚踩到垫子的前面，做加强前屈伸展式。呼气。

27. 吸气，做山式。

28. 呼气，右脚向后迈步，成高弓步式。将右手放在左脚内侧旁边的地面上。吸气，左臂向上高举，然后呼气。再次深呼吸，拉长脊椎，身体向左扭转。轻轻地将肩胛骨往后拉，放松肩膀，做高位弓步扭转式。

29. 呼气时，双手发力下压，臀部抬起，做下犬式。吸气。

30. 呼气，做平板式。

31. 保持姿势，深吸一口气，将重心转移到左手上，身体翻转使左脚外侧着地。双脚并拢，右臂向上伸，与左臂成一直线，调动核心肌肉，手紧压地面。深吸一口气，目光稳定地看向房间的一侧，做侧身平板支撑（158页）。在四肢发力的同时，放松眼睛和脖子。保持稳定，做几个回合的呼吸。

32. 呼气，做平板式。

33. 吸气，抬起上身和胸部，大腿跟着离地，做上犬式。

34. 呼气，做下犬式。在这里做几个回合的呼吸。

35. 呼气，膝盖跪地，做桌面式。

36. 吸气，然后呼气，身体向前送，做幼犬式（126页）。

37. 面朝下趴在地板上，腹部和脚背着地。双脚抬起到屁股的位置。抬起上身，仰起胸部，同时用手去抓脚的外侧，做弓式（140页）。即使在拉伸背部、手抓住脚的状态下，也要尽量保持腹部的柔软，眼睛也要放松。轻轻地把肩胛骨拉到背部，放松肩膀。然后松开抓着的脚，轻轻地将上身和双腿放回地上。

38. 在地上滚一圈，回到仰卧。在胸前抱膝。弯曲膝盖，用手抓住脚的外侧：右手抓住右脚的外侧，左手抓住左脚的外侧。让背部和后腰完全沉向地面，缓慢地进行深呼吸。如果感觉舒适和放松，可以用快乐婴儿式（106页）的动作左右摇晃。

39. 从快乐婴儿式回来，选一个舒适的休息姿势进行身体扫描（加长版）（200页）。

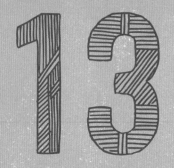

CHAPTER

13

第十三章

冥 想

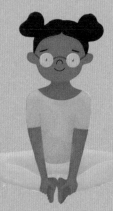

冥想通过专注于某一个想法、身体感觉或物体来发展觉察能力。相关研究已经表明冥想可以改变大脑的发育情况，增加神经通路，以此培养我们的专注力和创造力。最开始鼓励孩子练习冥想可能会是个艰巨的任务。但就像本书中的其他活动一样，你可以用自己的方式让冥想变得更有趣一些，最主要的还是信念要坚定。把冥想融入日常生活好处多多，你会感到更加平和、安宁，焦虑和抑郁会减少，注意力随之提高。鼓励孩子留意他们在冥想前后的感觉。哪怕他们一开始给出的答案完全是负面的，也不要灰心。当我们有意慢下来时，那些平时感知不到的真实感受可能会跑出来，比如悲伤或愤怒等令人不适的情感。告诉孩子，静坐对谁来讲都不是件容易的事。哪怕是大人也会思绪万千，有时在冥想最开始时也会觉得自己很不在状态。

最初练习冥想时，父母应当做叙述者，用书中给出的脚本来引导孩子，让大家都有一个轻松的开始。

专注冥想

适合全年龄

 平和

精神高度集中的练习有着令人难以置信的舒缓效果。这个冥想方法仅仅要求我们注意每一次的吸气和呼气。真正困难的是让思维完全放空——脑子里想的待办事项清单，一切担忧、恐惧、兴奋和计划都会消耗大脑的存储空间。当我们练习只专注于呼吸时，脑中这些混乱的东西便可以暂时清空一下。对于年龄较小的儿童，可以尝试将时间减少到10秒，并将叙述部分都放在最开始。这样一点一点进步。相反，如果冥想3分钟看起来很容易，那就把时间增加到10分钟或更长。

1. 选一个你觉得舒服的姿势。可以以至善坐式（114页）坐在瑜伽垫上或椅子上，甚至躺在地上也没问题。重要的是找到一个让你感到放松的姿势，并将你做任何小动作的概率降到最低。

2. 闭上眼睛，或柔和地垂下目光（尽量不要四处张望）。

3. 在你选择的姿势里想象身体通过脊椎延展。同时放松肩颈部。通过鼻子深吸一口气，然后张开嘴巴呼气，同时发出"啊——"的声音。

4. 想象你吸入的气流涌动到腹部，然后放松那里的所有肌肉。

5. 定时3分钟（或更短时间），确保定时器响时发出的声音也是舒缓平和的。

6. 注意你的呼吸质量：呼吸浅吗？节奏快吗？是否稳定均匀？让这种关注同样感到温柔舒缓。在有节奏的吸气和呼气中治愈自己。

7. 留意呼吸质量，但不要试图改变它。与瑜伽练习或呼吸练习不同，我们在冥想时不需要一直尝试深呼吸。

8. 继续留意你的呼吸。每次当注意力游离时，都温柔地把它拉回呼吸上。

9. 当定时器响起时，轻轻地睁开眼睛，觉察你当下的感觉。

蜡烛冥想

适合全年龄

 平和

这是专注冥想的一种变式，不同之处在于我们会将注意力放在一个物体上。为了安全起见，最好使用电子蜡烛。你也可以用任何其他看起来缓和的东西。做这个冥想的时候，思维和感受会不自觉地放慢。对一个外界物体的专注会自动将我们的注意力从停不下来的思绪中移开。这也意味着在做蜡烛冥想时，所有的担心、预期、回忆，或其他分心的事情都不会再去干扰你的大脑。孩子可能觉得这比单纯的专注冥想（248 页）更容易，因为他们可以有个东西来看。

1. 以至善坐式（114 页）开始。

2. 睁开眼睛，将视线轻轻地集中在蜡烛上。柔和地垂下目光（尽量不要四处张望）。

3. 后背挺直，身体随着脊椎延展，放松肩颈部。通过鼻子深吸一口气，然后张开嘴巴呼气，同时发出"啊——"的声音。

4. 想象你吸入的气流涌动到腹部，然后放松那里的所有肌肉。

5. 定时 3~10 分钟，确保定时器响时发出的声音也是舒缓平和的。

6. 将注意力集中在蜡烛上，不要让它游离。

7. 留意自己是否有想看别的地方的冲动，然后继续把目光稳定在蜡烛上。

8. 你可以给自己一些简单（且无声）的鼓励，
   比如："唉，真的想看看别的地方。但没关系。
   你可以的。马上就到时间了。"

9. 保持盯着这个蜡烛。每次当注意力游离时，
   都温柔地把它拉回蜡烛上。

10. 当定时器响起时，缓慢地看向四周，觉察你
    当下的感觉。

慈悲冥想

适合 5 岁及以上

 平静

用这个冥想方法去理解善良和爱的感觉。想象我们所爱之人，以及这个人带给我们的感觉。当有人无条件爱我们的时候，即便那个人不在身边，我们也一样能感受到这份爱，并且用它带给我们的安慰来度过困难时期。这种对爱的回忆也能使我们感受到自己与亲人和朋友之间的连接。在感到孤独或感情受到伤害的时候做这个练习非常合适，也可以利用这个机会教授孩子什么是无条件的爱。

1. 从至善坐式（114 页）开始。

2. 闭上眼睛，或柔和地垂下目光（尽量不要四处张望）。

3. 后背挺直，身体随着脊椎延展，放松肩颈部。通过鼻子深吸一口气，然后张开嘴巴呼气，同时发出"啊——"的声音。

4. 想象你吸入的气流涌动到腹部，然后放松那里的所有肌肉。

5. 定时 3~10 分钟，确保定时器响时发出的声音也是舒缓平和的。

6. 想象一个你爱的人（也可以是宠物），这个人温暖你的内心，然后假装他就在你的面前。

7. 与自己的呼吸产生联结。

8. 想象自己心中闪过一道美丽的金光，像太阳一样，然后你用神奇的力量把这道光送给你面前的人。

9. 吸气，然后呼气，想象这道光逐渐扩大并一点一点接近你面前的人。

10. 你可以默默地对你面前的人说："愿你幸福。愿你自由。"

11. 然后想象面前的人消失了，但那道金光还在心里留有余温。

12. 把注意力集中在你自己和你的内心世界。默默地对自己说："愿我幸福。愿我自由。"

13. 再做几轮呼吸，与内心深处的温暖光芒产生连接。

14. 轻轻地睁开眼睛，觉察你当下的感受。

感恩冥想

适合 3 岁及以上

 平静

时常表达感谢和感恩往往会让人感觉更加幸福。利用这个冥想的机会，对彼此和生活中拥有的一切表示感谢。用感恩来纪念一切让我们的生活成为可能的东西，例如健康、家人、家庭、朋友、宠物、自然等。当我们选择静下心来，与我们的呼吸产生连接，并花上几分钟（或更长时间）来真正欣赏我们所拥有的一切时，我们会变得更加乐观与安定。记住，我们生命中的一切馈赠都可以回归到内心深处的平静与爱。孩子特别擅长表达感恩——让他们来启发你吧！当你们坐在一起进行感恩冥想时，试着忘掉日常生活中的忙碌和琐碎，去纪念那些对自己和家人真正重要的东西。

1. 从至善坐式（114 页）开始。

2. 闭上眼睛，或柔和地垂下目光（尽量不要四处张望）。

3. 后背挺直，身体随着脊椎延展，放松肩颈部。通过鼻子深吸一口气，然后张开嘴巴呼气，同时发出"啊——"的声音。

4. 想象你吸入的气流涌动到腹部，然后放松那里的所有肌肉。

5. 定时 3~10 分钟，确保定时器响时发出的声音也是舒缓平和的。

6. 与自己的呼吸产生连接。

7. 呼吸时，纪念生命中的大小馈赠：帮助和支持你的人、地方和事物。

8. 吸气，然后呼气，对大自然的馈赠表达感谢。

9. 吸气，然后呼气，感谢家人和朋友。

10. 吸气，然后呼气，感谢自己有个健康的身体。

11. 吸气，然后呼气，感谢自己每天所做的努力和对这个世界做出的独特贡献。

12. 再静默片刻，允许任何其他关于感恩的想法自然浮现，使内心充满感激之情。

13. 轻轻地睁开眼睛，觉察你当下的感受。

散步冥想

适合 3 岁及以上

 平静

散步冥想很好地结合了冥想练习和体育锻炼，非常适合那些坐不住的孩子。尽管还是需要集中注意力，散步的部分对于释放那些多余的能量还是很有帮助的。散步的地点可以是在公园、郊外、自家后院，哪怕是在自己家客厅走上 10 步也可以。最开始以超慢速度走路可能会感觉有点好笑，但是一定要坚持下去！留意类似身体上的慢动作是否有助于觉知以及和身体的连接。如果你或者孩子不小心走快了，那就把自己的意识拉回来，对自己说"没关系，从这里再来"，然后重新以慢速行进。在你散步、冥想的时候，感受周边的环境和声音。

1. 找一个你喜欢的地方，至少有能走 10 步的空间。

2. 开始时，站在原地，感受脚踩在地上的感觉。

3. 想象你吸入的气流涌动到腹部，然后放松那里的所有肌肉。

4. 缓慢且慎重地向前迈出第一步，觉察脚离开地面时的感受、周围的景色和声音。

5. 继续这样缓慢且慎重地迈步，边走边数，走到 10 步为止。

6. 走动时，与你的呼吸产生连接，并持续留意四周的声音和环境，保持目光稳定。

7. 继续留意你的四肢在走动时的感觉。

8. 继续与呼吸产生连接。走完 10 步后，回过头来再走 10 步，如果条件允许的话最后回到出发点。

9. 结束之后，觉察自己当下的感觉。放慢动作、与呼吸连接是否给你带来了一些全新的感受和体验？

睡前冥想

适合全年龄

 平静

谁不喜欢在睡前放松一下？这不论是对大人还是小孩都很重要。对待不愿配合的小孩，你需要多坚持一下；因为学会如何在睡前好好对待自己的身体好处无穷。一个简单的腹式呼吸练习会放慢我们的呼吸节奏，同时使我们与呼吸连接。可能有时候你会发现自己或者孩子在做到一半的时候就睡着了——完美结局！

1. 躺在床上，全身放松，准备今晚睡个好觉。闭上眼睛。

2. 通过鼻子深吸一口气，然后张开嘴巴呼气，同时发出"啊——"的声音。

3. 想象你吸入的气流涌动到腹部，然后放松那里的所有肌肉。

4. 放松肩膀、脖子、下巴和所有周边的肌肉。

5. 将手放在肚子上，然后吸气，让肚皮像气球一样鼓起来。呼气，感受肚皮放松地塌下来。

6. 做几轮气球呼吸（43 页），让自己在每一次呼气时感到愈加放松。

7. 现在，想象头顶有一只气球。吸气时，把今天一整天的情绪充进这个气球里，不管是顾虑还是开心。呼气，想象这个气球慢慢飘走，你的眼皮开始打架，身体感到愈发放松。

8. 如果大家都觉得困了，就自然结束这个冥想，或者过几分钟后直接熄灯。

"我是"冥想

适合全年龄

 平静

与"我是"呼吸（48 页）法类似，重复带有冥想性质的缓和的词语有疏解情绪、使人平静的力量。需要注意的是，使用肯定的语句不代表你要拒绝任何不良情绪，比如生气、难过或者恐惧。相反，当我们闭上眼睛，与自己的内心世界对话的时候，我们应该去认可这些不良情绪。这个冥想的意义就在于提醒自己我们都是复杂的生命体，但内心深处总有一个平静的角落。试试吧，哪怕有强烈的情感让你分神，你也可以发掘出自己内心深处的那份平静和安宁。

1. 选一个你觉得舒服的姿势。可以以至善坐式（114 页）坐在瑜伽垫上或椅子上，甚至躺在地上也没问题。重要的是找到一个让你感到放松的姿势，并将你做任何小动作的概率降到最低。

2. 闭上眼睛，或柔和地垂下目光（尽量不要四处张望）。

3. 在你选择的姿势里想象身体通过脊椎延展。同时放松肩颈部。通过鼻子深吸一口气，然后张开嘴巴呼气，同时发出"啊——"的声音。

4. 想象你吸入的气流涌动到腹部，然后放松那里的所有肌肉。

5. 定时 3~10 分钟，确保定时器响时发出的声音也是舒缓平和的。

6. 选一个你想要在生活中培养的品质——比如说爱、平和、冷静或者力量。吸气，同时对自己说"我是"，然后呼气时说出这个品质。这里用"平和"来举例。

7. 吸气——"我是"；呼气——"平和"。

8. 重复做几轮这样的呼吸。

9. 持续将注意力完全放在呼吸和你的声音上。

10. 如果感觉舒缓且有帮助的话，就继续做下去。

11. 定时器响起后，轻轻地睁开眼睛，留意当下的感受。

计数冥想

适合全年龄

 平静

计数听起来很简单，但这种练习拥有巨大的力量，可以培养注意力，集中注意力，并舒缓神经系统。当我们专心数数时，我们的大脑便没有空间去想其他事情，比如计划、回忆或者顾虑。

将呼吸和数数连接起来的规则可以进一步集中我们的精力。这个冥想法不仅十分适合初学者，对旅途劳顿的人也非常适用。闭上眼睛，每天 3 次，每次做 3 轮呼吸——看看会发生什么。有时，最简单的练习反而会有最显著的效果。

1. 选一个你觉得舒服的姿势。可以以至善坐式（114 页）坐在瑜伽垫上或椅子上，甚至躺在地上也没问题。重要的是找到一个让你感到放松的姿势，并将你做任何小动作的概率降到最低。

2. 闭上眼睛，或柔和地垂下目光（尽量不要四处张望）。

3. 以你选择的姿势想象身体通过脊椎延展，同时放松肩颈部。用鼻子深吸一口气，然后张开嘴巴呼气，同时发出"啊——"的声音。

4. 想象你吸入的气流涌动到腹部，然后放松那里的所有肌肉。

5. 定时 3~10 分钟，确保定时器响时发出的声音也是舒缓平和的。

6. 让呼吸变得自然流畅（不去刻意控制），然后从 20 开始倒数。

7. 每数一个数字就暂停一下，让思维完全集中在数数上。

8. 如果数着数着数乱了，从头来过即可。

9. 如果你觉得这个练习让你感觉舒缓并且定时器还没有响，就换一个数字然后重新开始倒数。

10. 定时器响后，轻轻地睁开眼睛，留意当下的感受。

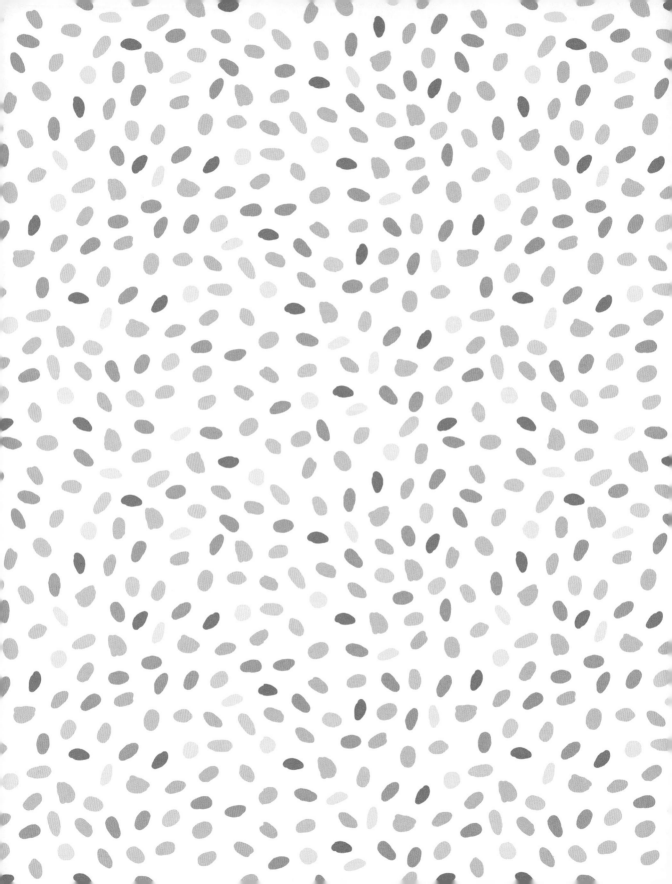

结束语

瑜伽具有改变我们生活的力量，无论你练习 5 分钟还是 5 小时（确实有人会练这么久的）。深呼吸和下犬式有同等重要的地位。瑜伽让我们远离电子设备，以健康和滋养的方式陪孩子一起度过时光，为他们树立自我关怀的榜样。

我与女儿们一起度过的最好的"瑜伽时光"往往是那些自然且有趣的瞬间。大女儿奥利弗每次走到人行道边上的时候都会自动从星式跳回山式。尽管这大大延长了我们每次在路上的时间，但作为妈妈，看到女儿如此自主和开心，我对此不能再赞同了！

让本书中介绍的体式和练习随着时间慢慢成为你的一部分。随着经验的慢慢累积，你可以观察这些练习如何改变了你和你的孩子。瑜伽真的是会伴随一生的。生命在不断演变，不仅是作为个人、家庭成员的我们，还有社区和社会也都随之行进。给自己足够的空间做瑜伽，并与之一起成长。

生活的自然起伏会使我们的喜好不断发生变化。比如，你（或者孩子）曾经非常喜欢练习同伴体式，但现在做起来感觉索然无味。那么就学会接受这个现实，将注意力转移到其他的活动上。反之，那些曾经感到困难的体式现在却可以轻松做到，而你只需要享受这种感觉。在我最开始练瑜伽的时候，我超级讨厌三角式。我记得一个老师跟我说"感受你的腿和脚下的地面"，而我在心里却大大地翻了一个白眼，因为我根本不懂她在说什么。当然，我还是尽力去做了。这之后我练了几百次三角式，每次都感到非常迷茫和困难，但几年之后这成了我最爱的几个体式之一。这里的关键词是"几年后"——所以没关系，在瑜伽练习上顺其自然就好。

归根结底，家庭瑜伽时间是为了建立彼此之间的连接，并教会大家自我关怀。你可以根据自己家人的秉性选择你与他们的交流方式。享受用瑜伽和正念的态度来面对生活中的起起伏伏吧。不论是对个人修行还是家庭整体而言，瑜伽的益处都是十分深远的。

瑜伽体式一览

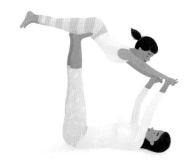

飞机式，174~175

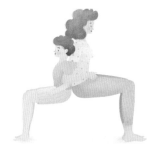

背靠背幻椅式，168~169

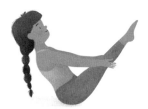

船式，108~109

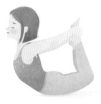

弓式，140~141

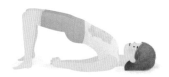

桥式肩倒立，74~75

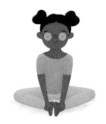

蝴蝶式，100~101

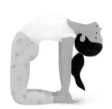

骆驼式，136~137

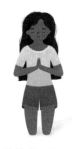

蜡烛式，88~89

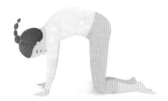

猫式，62~63

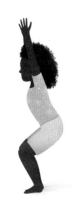

幻椅式，86~87

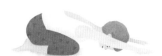

婴儿式，60~61

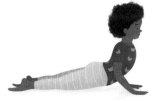

眼镜蛇式，72~73

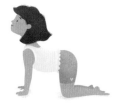

牛式，64~65

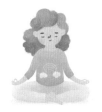

至善坐式，114~115

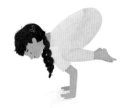

乌鸦式，160~161

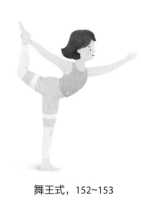

舞王式，152~153

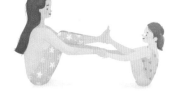

双人船式，178~179

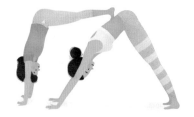

双人犬式，166~167

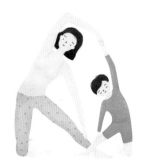

双人门闩式，176~177

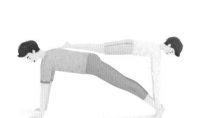

双人平板支撑，180~181

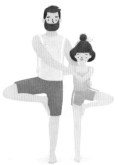

双人树式，170~171

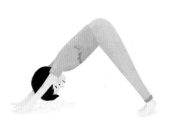

下犬式，66~67

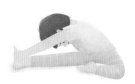

蜻蜓式，104~105

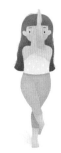

鹰式，150~151

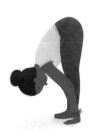

加强前屈伸展式，56~57

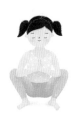

青蛙式，96~97

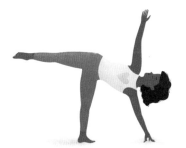

半月式，156~157

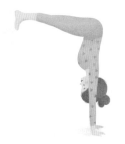

倒立变化式，162~163

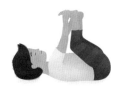

快乐婴儿式，106~107

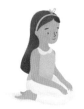

英雄式，110~111

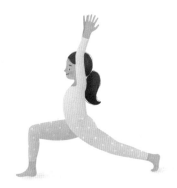

高弓步式，94~95

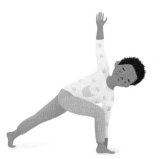

高弓步扭转，144~145

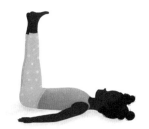

腿向上靠墙式，204~205

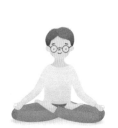

莲花式，116~117

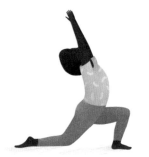

低弓步式，90~91

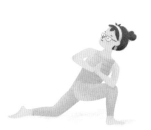

低弓步扭转，130~131

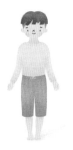

山式，54~55

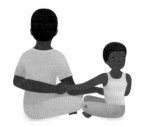

同伴坐姿扭转，172~173

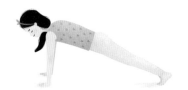

平板式，68~69

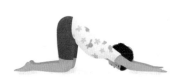

幼犬式，126~127

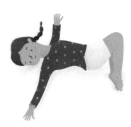

侧卧扭转，122~123

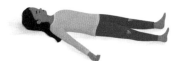

休息式，196~197

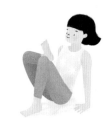

坐姿"4"式，118~119

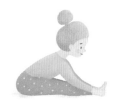

加强背部伸展式，102~103

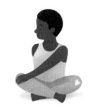

简易坐扭转，128~129

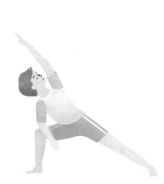

侧角式，92~93

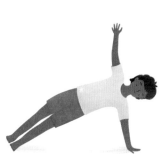

侧身平板支撑，158~159

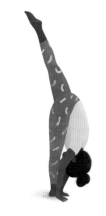

站姿劈叉式，142~143

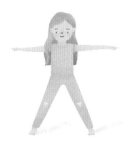

星式，78~79

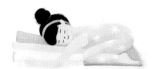

抱枕婴儿式，208~209

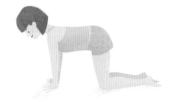

桌面式，58~59

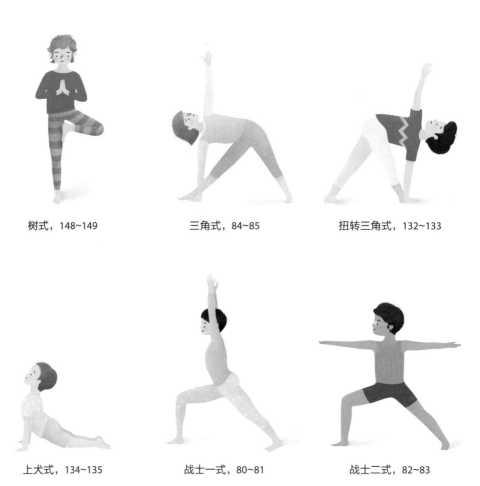

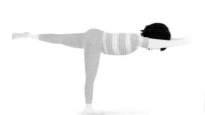

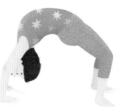

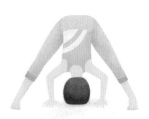

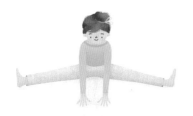

坐角式前屈，112~113

蝴蝶式（阴式），210~211

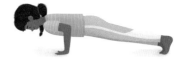

四肢支撑式，70~71

关于作者

凯瑟琳·普里奥雷·甘纳姆是总部设在旧金山湾区的非营利组织 Headstand 的创始人，致力于在 K-12 阶段的学校推广正念冥想与瑜伽的融合。作为组织的领导者，她负责监督学校项目的开展、资金的筹集，以及建立战略合作伙伴关系，并保证组织的可持续发展。凯瑟琳还亲自为全国各地的教师主持工作坊，培训他们将正念与瑜伽引入课堂，并与各校领导层紧密合作，制定策略以在 K-12 阶段塑造更健康向上的校园文化。17 年前，为了舒缓作为公立学校教师的工作压力，凯瑟琳开始学习正念冥想与瑜伽。

凯瑟琳因其对社区的杰出服务以及她为 K-12 阶段的学生和教师营造更宁静和可持续环境所做出的承诺而荣获杰斐逊奖。她在这一领域的卓越贡献和坚持也曾被美国的哥伦比亚广播公司（CBS）和美国全国广播公司（NBC）报道。